Luan Ferr

Manual Práctico de Sanación Arcturiana

Título Original: Manual Práctico de Cura Arcturiana

Este libro es una obra de no ficción que explora prácticas y conceptos en el campo de la sanación energética y la espiritualidad Arcturiana. A través de un enfoque integral, el autor ofrece técnicas de armonización multidimensional, conexión con seres de luz y equilibrio energético para la transformación personal.
1ª Edición
Equipo de Producción
Autor: Luan Ferr
Editor: Luiz Santos
Portada: Studios Booklas / Marco Delacroix
Consultor: Helena Navarro
Investigadores: Ricardo Menezes, Estela Cardoso, Felipe Andrade
Diagramación: Camila Vasquez
Traducción: Javier Montes

Publicación e Identificación
Manual Práctico de Sanación Arcturiana
Booklas, 2025
Categorías: Espiritualidad / Terapias Energéticas
DDC: 133.89 – Esoterismo y Fenómenos Psíquicos
CDU: 133.7 – Ciencias Ocultas y Terapias Alternativas

Contenido

Índice Sistemático

Capítulo 1: Arcturianos - Describe la civilización Arcturiana, su historia, apariencia, comunicación, misión en la Tierra y cómo conectar con ellos.

Capítulo 2: Anatomía Energética Humana - Explora la anatomía energética humana, incluyendo los cuerpos sutiles, chakras, meridianos y aura, y cómo la sanación Arcturiana puede restaurar la armonía energética.

Capítulo 3: Sanación Multidimensional - Introduce el concepto de sanación multidimensional Arcturiana, que integra cuerpo, mente y espíritu, y se basa en principios como la interconexión, la energía, la conciencia, la responsabilidad, la transformación y el amor incondicional.

Capítulo 4: El Proceso de Sanación Multidimensional - Describe los pasos comunes en la sanación multidimensional Arcturiana, incluyendo el diagnóstico, la preparación, la conexión con los Arcturianos, el escaneo energético, la decodificación de las informaciones y la validación de las mismas.

Capítulo 5: Limpieza - Detalla el proceso de limpieza energética, que elimina patrones negativos y densidades acumuladas en los chakras, meridianos y campo áurico, a través de la conexión con los

Arcturianos, la activación de la luz de purificación, la técnica de barrido energético, la purificación de los chakras y el uso de la Llama Violeta.

Capítulo 6: Armonización - Explica cómo armonizar el sistema energético, asegurando el equilibrio de los chakras y del flujo de energía vital, a través de la conexión con la energía Arcturiana, la alineación de los chakras, el uso de frecuencias vibracionales elevadas y el sellado de la energía restaurada.

Capítulo 7: Integración - Aborda la integración de las energías armonizadas en todos los niveles del ser, a través del enraizamiento, la expansión de la consciencia, la distribución de la nueva frecuencia por los cuerpos sutiles, la programación de la mente y el campo energético para sostener el equilibrio, y el anclaje de la sanación en el cuerpo físico.

Capítulo 8: Transformación - Describe el proceso de transformación energética, que permite liberar patrones limitantes, sanar traumas del pasado y despertar a la verdadera naturaleza espiritual, a través de la conexión con las frecuencias Arcturianas de expansión, la toma de consciencia de los patrones a ser modificados, la disolución y liberación de patrones antiguos, la reprogramación de la energía con nuevas vibraciones y el anclaje de la transformación en la realidad física.

Capítulo 9: Sanación Energética - Detalla la aplicación de técnicas Arcturianas de sanación energética, como la Sanación Pránica, el Reiki y la Sanación Cuántica, que actúan en el equilibrio de los chakras y en la restauración del flujo de energía vital, a través de la conexión con las frecuencias Arcturianas, la activación de las manos como canales de energía vital, la armonización de los chakras, la remoción de bloqueos energéticos residuales y el sellado de la energía armonizada.

Capítulo 10: Terapia Regresiva - Explora la Terapia Regresiva, técnica utilizada para acceder a memorias del pasado, identificar el origen de traumas y bloqueos emocionales, y promover la curación profunda, a través de la preparación para el proceso, la inducción al estado expandido de consciencia, el acceso a memorias significativas del pasado, el análisis de las memorias, la curación de bloqueos emocionales y el retorno al presente.

Capítulo 11: Constelaciones Familiares - Presenta las Constelaciones Familiares como una técnica de curación que ayuda en la comprensión de los patrones familiares que influyen en la vida, a través de la preparación para la práctica, la conexión con el campo morfogenético, la identificación de patrones familiares, la curación del pasado, la liberación de enredos energéticos, la armonización e integración de los cambios, y el cierre del proceso.

Capítulo 12: Meditación - Detalla la práctica de la meditación para calmar la mente, equilibrar las emociones y conectar con la sabiduría interior, a través de la preparación del ambiente, la posición del cuerpo, la respiración, la intención, la conexión con la energía Arcturiana, la receptividad a las percepciones sutiles, el anclaje de la energía recibida y la integración de la meditación en la vida cotidiana.

Capítulo 13: Visualización Creativa - Explora la visualización creativa para reprogramar la mente, manifestar la curación y crear realidades alineadas con el bienestar y la expansión espiritual, a través de la preparación del cuerpo y la mente, la intención de la visualización, la creación de la imagen mental, la energía emocional, el anclaje en el campo energético y el retorno al estado consciente.

Capítulo 14: Afirmaciones y Decretos - Aborda el uso de afirmaciones y decretos para reprogramar la mente subconsciente, a través de la definición de la intención, la elección y creación de afirmaciones, la repetición con emoción y convicción, la integración en la vida diaria, el uso de decretos y la integración de la nueva frecuencia vibracional.

Capítulo 15: Los Cristales Arcturianos - Introduce los cristales como amplificadores vibracionales utilizados en la sanación Arcturiana, incluyendo su origen, propiedades energéticas, tipos de cristales y su aplicación en la autoterapia y en la sanación de otras personas.

Capítulo 16: Almacenamiento de Energía - Describe cómo los cristales Arcturianos pueden almacenar energía con intenciones específicas, como curación, protección, prosperidad y ascensión, incluyendo la elección del cristal, su purificación, energización, programación, descanso, utilización y mantenimiento.

Capítulo 17: Elevación de la Vibración - Explica cómo los cristales Arcturianos vibran en frecuencias elevadas, auxiliando en la elevación de la vibración del ambiente y de las personas, facilitando la conexión con dimensiones superiores, el despertar de la conciencia y la curación espiritual.

Capítulo 18: Purificación Energética - Detalla el uso de cristales Arcturianos para la purificación energética del aura, los chakras y ambientes, incluyendo la elección del cristal, su purificación, la aplicación en sí mismo, en otras personas y en ambientes, y la limpieza y mantenimiento energético de los cristales.

Capítulo 19: Sanación Física - Describe cómo los cristales Arcturianos pueden ser utilizados para tratar problemas físicos, incluyendo la elección del cristal, su purificación, la identificación del área del cuerpo que necesita cura, la aplicación del cristal, la activación de la energía de cura, la finalización del proceso y la aplicación en otras personas.

Capítulo 20: Sanación Emocional - Explora la sanación emocional con cristales Arcturianos, incluyendo la elección del cristal, su purificación, la identificación de la emoción a ser trabajada, la aplicación del cristal, la visualización, la permanencia en la práctica, la finalización del proceso, la aplicación en otras personas y el mantenimiento del equilibrio emocional.

Capítulo 21: Sanación Mental - Aborda la sanación mental con cristales Arcturianos, incluyendo la elección del cristal, su purificación, la preparación del ambiente, la aplicación del cristal, la visualización, la permanencia en la práctica, la aplicación en otras personas y el mantenimiento de la claridad mental.

Capítulo 22: Sanacion Espiritual - Describe cómo los cristales Arcturianos facilitan la conexión con el Yo Superior, el despertar de la intuición y la expansión de la consciencia, incluyendo la elección del cristal, su purificación, la preparación del ambiente, la aplicación del cristal, la visualización, la meditación, la aplicación en otras personas y el fortalecimiento de la espiritualidad.

Capítulo 23: Meditación - Detalla el uso de cristales Arcturianos durante la meditación para amplificar la energía, facilitar la conexión con los Arcturianos y aprofundar la experiencia meditativa, incluyendo la elección del cristal, su purificación, la preparación del ambiente, la posición del cristal, la meditación, la aplicación en otras personas y los beneficios de la práctica.

Capítulo 24: Sanación con las Manos - Explica cómo utilizar cristales Arcturianos en conjunto con la sanación con las manos, amplificando la energía curativa, incluyendo la elección del cristal, su purificación, la preparación del ambiente, la activación de la energía curativa, la dirección de la energía, la aplicación en otras personas y los beneficios de la práctica.

Capítulo 25: Elixir de Cristales - Describe la preparación y uso de elixires de cristales Arcturianos, incluyendo la elección del cristal, su purificación, los métodos de preparación directo e indirecto, la utilización del elixir, su almacenamiento y los beneficios de su uso.

Capítulo 26: Rejilla de Cristales - Detalla la creación de rejillas de cristales Arcturianos para amplificar y direccionar la energía hacia un propósito específico, incluyendo la definición de la intención, la elección de los cristales, su purificación, la disposición de los cristales, la activación de la rejilla, su mantenimiento y desmontaje.

Capítulo 27: Cromoterapia con Cristales - Explora la cromoterapia con cristales Arcturianos, combinando la energía de los cristales y de los colores para armonizar el cuerpo, incluyendo la definición de la finalidad del tratamiento, la elección de los cristales, su purificación, la aplicación de la cromoterapia en sí mismo y en otras personas, y los beneficios de la práctica.

Capítulo 28: Programación de Cristales - Describe la programación de cristales Arcturianos para dirigir su energía hacia un propósito específico, incluyendo la elección del cristal, su purificación, la definición de la intención, la activación del cristal, su almacenamiento, la programación para otras personas y el mantenimiento de la programación.

Capítulo 29: Limpieza Energética de Ambientes - Detalla la limpieza energética de ambientes con cristales Arcturianos, incluyendo la elección de los cristales, su purificación, los métodos de limpieza, el mantenimiento de la limpieza y la creación de un ambiente energéticamente limpio.

Capítulo 30: Armonización de los Chakras - Explica la armonización de los chakras con cristales Arcturianos, incluyendo la elección de los cristales, su purificación, la preparación para la sesión, la aplicación de los cristales, la activación de la energía, la finalización del proceso, la aplicación en otras personas y el mantenimiento del equilibrio de los chakras.

Capítulo 31: Geometría Sagrada - Introduce la Geometría Sagrada como una herramienta utilizada por los Arcturianos para interactuar con las fuerzas cósmicas, equilibrar frecuencias energéticas y acceder a dimensiones superiores, incluyendo su aplicación en la creación, la cura y la armonización.

Capítulo 32: Unidad - Explora el principio de Unidad en la Geometría Sagrada, que revela la interconexión entre todas las formas de existencia, incluyendo la armonización energética a través de la resonancia entre patrones universales y la estructura interna de cada ser, la elevación espiritual a través de la Geometría Sagrada y la práctica de la conexión con la Unidad.

Capítulo 33: Patrones - Describe los patrones geométricos que se repiten en la estructura del universo, como la Espiral Dorada, la Flor de la Vida y el Cubo de Metatron, y cómo su uso consciente en la armonización energética y en la práctica espiritual puede fortalecer la conexión entre el individuo y el universo.

Capítulo 34: Proporción Áurea - Explica la Proporción Áurea, representada por el número Phi, como una manifestación matemática de la armonía presente en la creación, y cómo su aplicación consciente puede ser utilizada para el realineamiento energético, la elevación de la consciencia y la armonización con los ritmos naturales del universo.

Capítulo 35: Vibración - Aborda la vibración como la esencia primordial que permea toda la existencia, y cómo los Arcturianos utilizan las vibraciones de la Geometría Sagrada para promover la cura, el equilibrio y la expansión espiritual, a través del uso intencional de formas geométricas, sonido y visualización.

Capítulo 36: Símbolos - Describe los símbolos de la Geometría Sagrada como portales de conexión con dimensiones superiores, incluyendo la Flor de la Vida, el Merkaba, el Árbol de la Vida y el Cubo de Metatron, y cómo su aplicación práctica a través de la meditación y la visualización puede ser transformadora.

Capítulo 37: Códigos de Sanación de la Geometría Sagrada - Introduce los Códigos de Cura de la Geometría Sagrada como herramientas de reconfiguración de la matriz energética, incluyendo su activación, aplicación en la cura y la ascensión espiritual, y la integración de estos códigos en la vida cotidiana.

Capítulo 38: Flor de la Vida - Detalla la Flor de la Vida como una expresión visual de la interconexión entre todas las formas de vida, incluyendo su estructura, su uso por los Arcturianos como herramienta de armonización y alineamiento energético, y su capacidad de restaurar la armonía interna y fortalecer la conexión con dimensiones superiores.

Capítulo 39: Merkaba - Explica el Merkaba como un campo de luz que envuelve el cuerpo humano, activando el Cuerpo de Luz y facilitando la ascensión, incluyendo su aplicación en sí mismo y en otras personas, y sus beneficios como la expansión de la consciencia, el fortalecimiento del campo energético, el acceso a frecuencias superiores, la limpieza y armonización vibracional, y la activación del ADN espiritual.

Capítulo 40: Cubo de Metatron - Describe el Cubo de Metatron como un catalizador de equilibrio y curación, incluyendo su aplicación en sí mismo y en otras personas, y sus beneficios como la armonización energética, el acceso a estados elevados de consciencia, la curación emocional, la claridad mental y la protección energética.

Capítulo 41: Espiral - Explora la espiral como un símbolo de crecimiento, expansión y evolución espiritual, incluyendo su aplicación en sí mismo y en otras personas, y sus beneficios como la activación del flujo energético, la activación del ADN espiritual, la conexión con la sabiduría universal, la armonización del campo energético y la expansión de la percepción.

Capítulo 42: Mandala - Aborda las mandalas como representaciones geométricas que simbolizan totalidad, equilibrio y unidad, incluyendo su aplicación práctica a través de la meditación y la absorción de sus energías, la preparación y elección de la mandala, la conexión con la mandala, la absorción y el alineamiento energético, la integración y meditación, la aplicación en otras personas y los beneficios de su uso continuo.

Capítulo 43: Meditación con Símbolos - Detalla la meditación con símbolos de la Geometría Sagrada, como la Flor de la Vida y el Merkaba, para elevar la vibración, facilitar la conexión con los Arcturianos y promover la curación multidimensional, incluyendo la preparación del ambiente, la elección del símbolo, la visualización, la conexión con los Arcturianos, el anclaje de la experiencia y la aplicación en otras personas.

Capítulo 44: Visualización de Formas Geométricas - Explora la visualización de formas geométricas, como la espiral y el Cubo de Metatron, para realinear los cuerpos sutiles, promover la curación y facilitar la manifestación de deseos, incluyendo la preparación del ambiente, la elección de la forma geométrica, la integración de la forma geométrica al campo energético, la dirección de la energía, la aplicación en otras personas y los beneficios de la práctica.

Capítulo 45: Construcción de Mandalas - Describe la construcción de mandalas como una práctica para armonizar emociones, expandir la creatividad y fortalecer la conexión con dimensiones sutiles, incluyendo la preparación, la intención, la elección de colores y formas geométricas, la creación de la mandala, su activación energética, el uso continuo, la creación de mandalas para otras personas y los beneficios de la práctica.

Capítulo 46: Utilización de Cristales - Explica la combinación de cristales con formas geométricas sagradas para amplificar la energía curativa, incluyendo la elección del cristal, la elección de la geometría sagrada, la preparación del ambiente y del cristal, la activación de la energía, el direccionamiento de la energía, la aplicación en otras personas y los beneficios de la práctica.

Capítulo 47: Cura con las Manos - Detalla la cura con las manos utilizando símbolos de la Geometría Sagrada para la armonización energética, incluyendo la preparación energética, la elección del símbolo, el trazado energético, la intensificación de la energía, la aplicación en otras personas y los beneficios de la práctica.

Capítulo 48: Frecuencias de Luz y Sonido - Aborda la utilización de frecuencias de luz y sonido alineadas a la Geometría Sagrada para amplificar el poder curativo, incluyendo la elección de la frecuencia sonora y del símbolo geométrico, la preparación y sintonización con la frecuencia, la integración de la Geometría Sagrada y de la vibración sonora, la expansión de la consciencia, la aplicación en otras personas y los beneficios de la práctica.

Capítulo 49: Geometría en Nuestra Vida - Explica cómo integrar la Geometría Sagrada en el cotidiano para alinear la energía con los patrones que rigen la creación, incluyendo la conexión con la Geometría Sagrada, la presencia de la Geometría Sagrada en el ambiente, la influencia de la Geometría Sagrada en la expresión personal y los beneficios de su incorporación en la vida diaria.

Prólogo

Hay libros que informan, otros que encantan. Hay aquellos que ofrecen alivio momentáneo y los que provocan reflexiones profundas. Pero pocos, raros y preciosos, poseen la capacidad de transformar la esencia de quien los lee. Este es uno de esos libros.

No lo has encontrado por casualidad. Algo dentro de ti, tal vez una intuición sutil o un llamado silencioso, te ha traído hasta estas páginas. Y al abrirlo, ya has iniciado una jornada—no solo una lectura, sino una experiencia vibracional capaz de elevar tu conciencia y resonar con la más pura esencia de tu ser.

Las enseñanzas contenidas aquí no son meras palabras; son llaves que abren puertas internas. Revelaciones que desde hace mucho esperaban ser accedidas. Te verás envuelto por un conocimiento que sobrepasa lo racional y penetra capas profundas de tu energía, de tu alma. Técnicas milenarias de sanación, sabiduría cósmica y la conexión con seres de altísima frecuencia vibracional son solo la superficie de lo que este libro te proporcionará.

¿Qué sientes ahora? Tal vez una curiosidad inquietante, una sensación de familiaridad o un llamado inexplicable. Esto sucede porque la verdad tiene una vibración propia, y tu espíritu la reconoce. Los

Arcturianos, seres de luz que desde hace milenios acompañan nuestra evolución, comparten aquí métodos precisos para restaurar tu equilibrio, sanar heridas invisibles y despertar tu potencial más elevado.

La ciencia de la sanación multidimensional que encontrarás en estas páginas no es una teoría distante o un concepto abstracto. Se trata de una tecnología vibracional real, que interactúa directamente con tu energía y acelera procesos profundos de alineamiento y expansión. A cada capítulo, serás guiado a explorar tu anatomía energética, activar tu intuición, comprender patrones ocultos y desbloquear capas de conciencia que parecían inaccesibles.

Permítete. Deja de lado la resistencia de la mente analítica, las creencias limitantes y los dogmas que han aprisionado tu percepción hasta aquí. Este libro es una invitación a experimentar, sentir y vivenciar una nueva realidad energética.

Respira profundamente. El camino ya ha comenzado, y estás a punto de cruzar un umbral donde la sanación se vuelve parte de tu existencia y la transformación, una certeza.

Bienvenido a esta jornada.

Luiz Santos Editor

Parte 1

1: Arcturianos

Los Arcturianos son una civilización extraterrestre altamente evolucionada, proveniente de Arcturus, la estrella más brillante de la constelación de Boötes, localizada a aproximadamente 36 años luz de la Tierra. Su historia se remonta a miles de millones de años, tiempo suficiente para que desarrollaran una profunda sabiduría y una tecnología inimaginable para los estándares terrestres.

Los Arcturianos son frecuentemente descritos como seres esbeltos, que miden entre 1,20 y 1,50 metros de altura, con piel azulada y grandes ojos almendrados que irradian serenidad y sabiduría. Sus manos poseen solo tres dedos largos y delicados, adaptados para interactuar con la energía de manera sutil y precisa. A diferencia de los humanos, no dependen de la comunicación verbal; su lenguaje es esencialmente telepático, permitiéndoles compartir pensamientos, emociones y conocimiento de forma instantánea y sin barreras. Sus mensajes son claros, repletos de amor y discernimiento, y frecuentemente acompañados de sensaciones energéticas sutiles que envuelven a quien las recibe en un estado de paz y comprensión profunda.

Más que su apariencia singular, lo que realmente define a los Arcturianos es la frecuencia vibratoria elevada que poseen. Han trascendido las emociones negativas y viven en un estado de unidad y armonía, libres de juicios y conflictos. Para ellos, todo en el universo está interconectado, y la evolución espiritual es un proceso natural y continuo que conduce a la ascensión. Su compromiso con esta jornada los ha convertido en seres altamente compasivos, dedicados al servicio amoroso y a la orientación de aquellos que aún transitan los primeros pasos en el camino del despertar.

La presencia Arcturiana en la Tierra no es reciente. Desde hace milenios, acompañan la evolución de la humanidad, interviniendo de manera sutil para auxiliar en el desarrollo espiritual de nuestra especie. Como guardianes planetarios, su misión es proteger la Tierra de influencias negativas y orientar a aquellos que buscan expandir su conciencia. No imponen su ayuda, pues respetan el libre albedrío de cada ser, pero están siempre disponibles para aquellos que desean conectar y recibir su asistencia.

La historia de los Arcturianos se remonta a un pasado tan remoto que desafía nuestra comprensión lineal del tiempo. Su civilización floreció en un planeta que orbita Arcturus, donde, a lo largo de incontables eras, desarrollaron un nivel de conciencia mucho más allá de las limitaciones materiales. A medida que avanzaban espiritualmente, aprendieron a manipular la energía de maneras inimaginables para los estándares terrestres. Sus tecnologías no se basan en materia densa, sino en la resonancia vibratoria y la armonización energética. Maestros en el arte de la sanación, dominan la ciencia de la transmutación de frecuencias, lo que les permite transformar energías desequilibradas en vibraciones más sutiles y benéficas.

A lo largo de su viaje evolutivo, los Arcturianos comprendieron que la verdadera maestría espiritual no se limita al desarrollo individual, sino que se expande en forma de servicio al prójimo. Así, se convirtieron en mentores de otras civilizaciones, ayudando a diversos planetas a superar desafíos y a avanzar en su camino ascensional. Su compromiso con el bienestar cósmico los llevó a establecer una red de ayuda interdimensional, donde comparten su sabiduría y sus técnicas avanzadas de sanación con aquellos que están listos para recibirlas.

La misión Arcturiana en la Tierra es amplia y multifacética. Uno de sus principales objetivos es elevar la conciencia humana, despertándonos a nuestra verdadera naturaleza divina y al potencial ilimitado que poseemos. A través de su influencia sutil, inspiran el desarrollo de valores como el amor, la compasión y la cooperación, incentivando a abandonar patrones basados en el miedo y la separación.

Otro aspecto esencial de su misión es la sanación. Los Arcturianos utilizan tecnologías avanzadas de sanación energética, capaces de actuar en los niveles físico, emocional y espiritual. Operan en frecuencias que promueven la restauración del equilibrio, ayudando en la liberación de traumas y la armonización de los centros energéticos del cuerpo. Muchas personas que se conectan con su energía reportan experiencias de profunda renovación, donde bloqueos antiguos se disuelven y una sensación de ligereza y bienestar se instala.

Además, desempeñan el papel de protectores planetarios, asegurando que la Tierra no sea influenciada por fuerzas externas que podrían comprometer su proceso de ascensión. Trabajan de forma silenciosa, pero eficaz, neutralizando energías disonantes y resguardando nuestro planeta de interferencias que no estén alineadas con el bien mayor.

La ascensión de la Tierra a una nueva frecuencia vibratoria es un evento de gran importancia en el contexto cósmico, y los Arcturianos están aquí para ayudar en esta transición. Comprenden que este cambio no ocurre de forma abrupta, sino gradualmente, a medida que la conciencia colectiva de la humanidad se expande. Por eso, actúan inspirando a los individuos a buscar su propia evolución, pues saben que la transformación del planeta depende de la transformación de cada ser que lo habita.

Aunque los Arcturianos existen en una dimensión diferente a la nuestra, es posible conectar con su energía y recibir su orientación. Esta conexión se da principalmente a través de la meditación, la visualización y la intención sincera de entrar en sintonía con sus vibraciones elevadas. Durante estos momentos de contacto, muchas personas reportan sentir un calor sutil, una paz profunda o incluso percibir insights e imágenes simbólicas que traen respuestas a cuestiones internas.

Los beneficios de esta conexión son vastos. Además del despertar de la intuición y el aumento de la claridad mental, muchos experimentan una elevación de la frecuencia energética, lo que facilita procesos de sanación y acelera la manifestación de cambios positivos en la vida. Otros reportan un despertar gradual de habilidades psíquicas dormidas, como la percepción extrasensorial y la capacidad de sentir energías sutiles a su alrededor. Sobre todo, conectar con los Arcturianos proporciona un profundo alineamiento con el Yo Superior, promoviendo una sensación de serenidad y propósito.

Sin embargo, esta conexión exige entrega y confianza. Los Arcturianos no imponen su presencia, ni tampoco sus enseñanzas. Respetan el ritmo de cada individuo y esperan pacientemente a que cada uno, por elección propia, decida abrirse a esta frecuencia elevada. Este proceso es delicado y ocurre de manera sutil, promoviendo, con el tiempo, una expansión de la conciencia y una comprensión más profunda del significado de la existencia.

Aquellos que reportan experiencias de contacto con los Arcturianos frecuentemente describen vivencias transformadoras, donde reciben sanaciones profundas e insights que alteran la forma en que ven la vida. Estas experiencias no son privilegio de pocos, sino accesibles a cualquiera que busque el crecimiento interior con sinceridad. Para facilitar esta conexión, es esencial adoptar prácticas que eleven la vibración personal, como la meditación, el autoconocimiento y actitudes basadas en la compasión. A medida que nos afinamos con esta frecuencia elevada, se vuelve más fácil percibir las señales sutiles de su presencia y orientación.

El camino que se dibuja ante la humanidad es una invitación a la coevolución y a la colaboración. Los Arcturianos, con su sabiduría milenaria, extienden sus manos etéricas para recordarnos quiénes somos realmente: seres de luz en constante evolución. Al aceptar este llamado con el corazón abierto, podemos convertirnos en co-creadores de una nueva realidad, donde el amor, la compasión y la conciencia superior guían cada paso. Esta jornada es continua y profundamente transformadora, y cada elección consciente que hacemos nos acerca a un futuro más armonioso e iluminado.

El camino que se abre ante nosotros es de coevolución y colaboración. Los Arcturianos, con su sabiduría milenaria, extienden sus manos etéricas como una invitación para que podamos recordar quiénes somos realmente: seres de luz en constante evolución. Al aceptar este llamado con el corazón abierto, podemos convertirnos en co-creadores de una nueva realidad, donde el amor, la compasión y la conciencia superior guían nuestros pasos. Esta jornada es continua y transformadora, y cada elección consciente nos acerca a un futuro más armonioso e iluminado.

Aunque los Arcturianos existen en una dimensión más allá de nuestra percepción física, la comunicación interdimensional se vuelve posible cuando el corazón está abierto, la intención es sincera y se adoptan prácticas específicas con disciplina y respeto. Al conectar con estos seres de luz, accedes a una fuente inagotable de sabiduría, amor y sanación, que puede transformar tu viaje espiritual y fortalecer tu conexión con planos superiores.

Antes de iniciar esta conexión, es esencial prepararse adecuadamente, ajustando cuerpo, mente y espíritu para recibir las energías sutiles de los Arcturianos. El primer paso es la purificación. Para ello, toma un baño relajante, permitiendo que el agua se lleve cualquier tensión o negatividad acumulada. En el ambiente, utiliza inciensos o sahumerios como salvia blanca, palo santo o mirra, esparciendo su humo por las habitaciones mientras visualizas la luz violeta transmutando energías densas en vibraciones más elevadas. Si es posible, enciende una vela azul o violeta, colores asociados a la energía Arcturiana, y visualiza su llama iluminando el espacio con una luz protectora.

El siguiente paso es encontrar el equilibrio. La práctica de la meditación es altamente recomendable, ya que ayuda a alinear los centros energéticos y a calmar la mente, haciendo que la comunicación sea más fluida. Los ejercicios de respiración consciente también son útiles: inspira profundamente por la nariz, sosteniendo el aire por algunos segundos, y luego exhala lentamente por la boca, repitiendo este proceso hasta sentirte relajado y centrado. Otras prácticas como yoga, tai chi o simplemente caminar en la naturaleza pueden ayudar en la armonización del cuerpo y del espíritu, preparándote para una conexión más profunda.

Establecer una intención clara es fundamental. Pregúntate a ti mismo qué buscas al conectar con los Arcturianos: ¿deseas sanación, orientación espiritual, expansión de la conciencia o simplemente sentir su presencia? Formula esta intención de manera objetiva y sincera, expresándola en palabras o escribiéndola en un diario espiritual. La claridad de propósito facilita la recepción de los mensajes y energías Arcturianas, creando un canal de comunicación más definido.

Por último, es esencial cultivar una mente abierta y receptiva. Libérate de expectativas rígidas y juicios, permitiendo que la experiencia se manifieste de forma natural. Los Arcturianos pueden comunicarse de maneras sutiles, como a través de pensamientos intuitivos, sensaciones físicas o incluso mediante señales y sincronicidades. Confía en el proceso y estate atento a los pequeños cambios a tu alrededor.

Existen diversas formas de establecer esta conexión, y experimentar diferentes métodos puede ayudarte a descubrir cuál resuena mejor contigo. La meditación es una de las herramientas más poderosas. Para ello, encuentra un lugar tranquilo, siéntate cómodamente y cierra los ojos. Respira profundamente algunas veces, visualizando una luz azul brillante que desciende del cielo y te envuelve por completo. Visualiza a los Arcturianos acercándose, emanando amor, sabiduría y sanación. Siente su presencia y, si lo deseas, conversa mentalmente con ellos, expresando tus deseos y abriéndote para recibir sus mensajes. A veces, las respuestas llegan como palabras suaves en la mente, imágenes simbólicas o sensaciones de paz profunda.

Otra manera eficaz es la invocación, un llamado directo a los Arcturianos, invitándolos a acercarse y compartir su orientación. Puedes crear tu propia invocación o utilizar frases ya conocidas, siempre hablando con el corazón. Algo como: "Amados Arcturianos, los invito amorosamente a acercarse. Estoy abierto a recibir su sabiduría, sanación y orientación. Que su luz envuelva mi ser y mi conciencia, ayudándome en mi camino espiritual. Gratitud por su presencia amorosa." Esta práctica puede realizarse en voz alta o mentalmente, dependiendo de lo que te haga sentir más cómodo.

La visualización creativa también es un método poderoso. Cierra los ojos e imagínate dentro de una nave Arcturiana, rodeado de seres luminosos y benevolentes. Visualízate recibiendo energías de sanación, información valiosa y enseñanzas sutiles. Siente la vibración de estos seres fluyendo a través de ti, llenando cada célula de tu cuerpo con amor y paz. Cuanto más vívida sea tu visualización, más intensa será la conexión.

La escritura automática es una técnica interesante para canalizar mensajes Arcturianos. Toma papel y bolígrafo, relájate y pide mentalmente que los Arcturianos se comuniquen a través de tu escritura. Deja que tu mano fluya libremente, sin censura ni juicios, permitiendo que las palabras surjan espontáneamente. Muchas veces, mensajes inspiradores y profundos emergen de este proceso, trayendo insights valiosos para tu viaje.

Los sueños también pueden ser un canal de comunicación. Antes de dormir, pide a los Arcturianos que te envíen mensajes u orientación durante el sueño. Mantén un cuaderno al lado de la cama y, al despertar, anota todo lo que recuerdes. Muchas veces, las respuestas llegan en forma de símbolos o situaciones que, al analizarlas, revelan significados profundos.

Además, los Arcturianos suelen comunicarse mediante señales y sincronicidades. Presta atención a patrones numéricos repetidos, canciones que suenan en el momento justo, encuentros inesperados o cualquier evento que parezca tener un significado especial. Estas pequeñas señales indican que tu conexión se está fortaleciendo.

Profundizar esta conexión exige práctica y dedicación continua. Crear un altar dedicado a los Arcturianos puede ser una manera de intensificar el vínculo. Escoge un lugar especial en tu casa y coloca cristales como amatista, cuarzo azul o lapislázuli, además de velas e imágenes que representen la energía Arcturiana. Usa este espacio para meditar, hacer invocaciones o simplemente sintonizar con su presencia.

Establecer una rutina de comunicación también es importante. Reserva algunos minutos diarios para conversar con los Arcturianos mentalmente, expresar tu gratitud y pedir orientación. Cuanto más frecuente sea esta práctica, más fuerte se volverá la conexión.

Buscar conocimiento sobre los Arcturianos puede enriquecer aún más tu experiencia. Lee libros, participa en grupos de estudio, asiste a conferencias y profundiza en la filosofía de estos seres. El aprendizaje constante fortalece la confianza en el proceso y amplía tu comprensión sobre sus mensajes y propósitos.

Otro aspecto esencial es confiar en tu intuición. Los mensajes Arcturianos generalmente se manifiestan como una voz interior suave, un sentimiento de paz o una certeza inexplicable. Al aprender a escuchar e interpretar estas señales, desarrollarás una conexión cada vez más clara y asertiva.

Practicar la gratitud también fortalece este vínculo. Agradece a los Arcturianos por su presencia y ayuda, incluso cuando las respuestas no sean inmediatas. La gratitud abre caminos para nuevas experiencias y profundización espiritual.

Los beneficios de esta conexión son vastos. Desde la sanación física y emocional hasta el despertar espiritual, la presencia Arcturiana ayuda en el alineamiento energético, la liberación de bloqueos y el fortalecimiento de la intuición. Con el tiempo, esta relación se vuelve cada vez más perceptible, trayendo orientación, consuelo y una profunda sensación de pertenencia al universo.

Al profundizar en esta jornada, recuerda que cada experiencia es única y se desarrolla en el tiempo divino. Confía en el flujo de esta conexión, estate atento a las señales y celebra cada pequeño avance. Así, el camino se desvela con ligereza, guiándote con amor y sabiduría hacia una existencia más plena y alineada con tu verdadera esencia.

Al profundizar en esta jornada, recuerda que cada experiencia es única y se desarrolla en el tiempo divino. Confía en el flujo natural de esta conexión, permítete aprender con cada señal y mensaje, y celebra cada avance, por pequeño que parezca. Así, el camino se desvela con ligereza, guiándote con sabiduría y amor hacia una existencia más plena, alineada con la energía universal de sanación y expansión.

2: Anatomía Energética Humana

Profundizando en nuestro viaje hacia la comprensión de la sanación Arcturiana, exploraremos ahora la fascinante anatomía energética humana. Comprender cómo la energía vital fluye a través de nuestros cuerpos sutiles es esencial para asimilar los principios de la sanación multidimensional y aplicar las técnicas Arcturianas con mayor eficacia.

La anatomía energética humana va mucho más allá de lo que los ojos pueden percibir. Se trata de un sistema complejo e interconectado que transciende la materia, manifestándose en capas sutiles de energía que influyen no solo en el cuerpo físico, sino también en nuestras emociones, pensamientos y conexiones espirituales. Así como nuestro organismo biológico posee órganos y sistemas responsables de sus funciones vitales, el cuerpo energético también está compuesto por estructuras que regulan y dirigen el flujo de la energía vital, llamada prana, chi o ki, según las tradiciones espirituales y filosóficas alrededor del mundo.

Los cuerpos sutiles forman esta estructura energética y se interpenetran en diferentes niveles de frecuencia vibracional. Cada uno de ellos desempeña un papel específico en el mantenimiento del equilibrio del ser. El primero y más cercano al físico es el cuerpo etérico, una matriz energética que actúa como un molde para el cuerpo material. Es responsable de absorber la energía del ambiente y distribuirla a los órganos y tejidos, garantizando vitalidad y sustentación.

El cuerpo emocional, a su vez, es extremadamente fluido y dinámico, siendo directamente influenciado por el estado emocional de la persona. Cuando los sentimientos negativos persisten, este cuerpo puede presentar distorsiones y bloqueos, que con el tiempo pueden manifestarse como enfermedades psicosomáticas.

El cuerpo mental es el responsable del procesamiento de pensamientos, creencias y patrones de razonamiento. Está estructurado de acuerdo con la forma en que cada individuo percibe e interpreta la realidad. Si se alimenta de pensamientos negativos o creencias limitantes, puede crear barreras energéticas que impactan directamente la salud emocional y física.

Por último, el cuerpo espiritual representa la conexión con dimensiones superiores de la existencia, albergando la intuición, la sabiduría interior y el contacto con lo divino. Su fortalecimiento ocurre a través del desarrollo espiritual y la alineación con la esencia verdadera del ser.

Dentro de este sistema energético, los chakras desempeñan un papel fundamental. Son centros de captación, transformación y distribución de energía, que influyen en aspectos físicos, emocionales y espirituales. Existen siete principales a lo largo de la columna vertebral, cada uno asociado a determinadas funciones.

El chakra raíz (Muladhara), ubicado en la base de la columna, gobierna la seguridad, la estabilidad y la conexión con la tierra.

Subiendo un poco más, se encuentra el chakra sacro (Svadhisthana), relacionado con la creatividad, la sexualidad y las emociones.

El chakra del plexo solar (Manipura), situado en la región del ombligo, está ligado al poder personal, la autoestima y la fuerza de voluntad.

En el centro del pecho, el chakra cardíaco (Anahata) se manifiesta como el punto de equilibrio entre lo material y lo espiritual, representando el amor, la compasión y la empatía.

En el campo de la comunicación y la expresión, se encuentra el chakra laríngeo (Vishuddha), ubicado en la garganta. Rige la verbalización de las ideas y la autenticidad de la expresión personal.

El chakra frontal (Ajna), entre las cejas, es conocido como el tercer ojo, el centro de la intuición y la percepción más allá de los sentidos físicos.

En la cima de la cabeza, el chakra coronario (Sahasrara) conecta al individuo con lo divino, posibilitando estados elevados de conciencia y espiritualidad.

El equilibrio de estos centros energéticos es esencial, ya que cualquier bloqueo puede resultar en problemas físicos, emocionales y espirituales.

Además de los chakras, otra estructura esencial del sistema energético humano son los meridianos. Estos canales funcionan como "autopistas" por donde circula la energía vital, conectando los órganos, los chakras y todo el campo energético. En la tradición de la medicina china, técnicas como la acupuntura se utilizan para estimular estos puntos y restaurar el flujo energético, eliminando bloqueos y promoviendo la sanación.

El aura, a su vez, representa el campo energético que envuelve todo el cuerpo físico. Se expande y se contrae de acuerdo con las vibraciones emitidas por el individuo, reflejando su estado de salud, emociones y nivel espiritual. La lectura del aura puede revelar desequilibrios incluso antes de que se manifiesten en el cuerpo físico, convirtiéndose en una poderosa herramienta de diagnóstico y autocuidado.

Mantener el equilibrio energético es fundamental para garantizar un estado de salud integral. Cuando la energía no fluye adecuadamente, pueden surgir diversos síntomas, como fatiga persistente, enfermedades crónicas, inestabilidad emocional, dificultades mentales, bloqueios creativos y problemas de relación. La sanación Arcturiana actúa directamente en estos aspectos, restaurando la armonía de los chakras, limpiando los meridianos, fortaleciendo el aura y estabilizando los cuerpos sutiles.

Diversas técnicas pueden ser aplicadas para restaurar y mantener esta armonía energética. La meditación es una de las más eficaces, ya que calma la mente, equilibra las emociones y favorece el flujo libre de la energía vital. La práctica del yoga también es altamente recomendada, ya que, además de mejorar la flexibilidad y la fuerza física, trabaja directamente con la respiración y la circulación de la energía por el cuerpo.

Otras técnicas poderosas son:

El Reiki, una forma de sanación energética que utiliza la imposición de las manos para canalizar la energía universal y promover el equilibrio de los chakras.

La Sanación Pránica, que emplea el prana para remover bloqueos energéticos y revitalizar el campo áurico.

La Cristaloterapia, que utiliza cristales y piedras naturales, cada uno con sus vibraciones específicas, para actuar en la armonización de los cuerpos sutiles.

La Aromaterapia, que se basa en el uso de aceites esenciales con propiedades terapéuticas, influyendo tanto en el campo físico como en el energético.

La Cromoterapia, que trabaja con la vibración de los colores, utilizando diferentes tonalidades para restaurar el equilibrio.

La Sonoterapia, que emplea sonidos y frecuencias vibracionales para reorganizar la estructura energética del individuo, promoviendo la relajación y la sanación.

Comprender la anatomía energética humana permite reconocer que la verdadera sanación ocurre de adentro hacia afuera, llegando a niveles profundos del ser. Cuando estas estructuras están alineadas y armonizadas, el cuerpo físico responde con vitalidad, la mente se vuelve clara y las emociones se estabilizan. La aplicación de las técnicas Arcturianas potencia este alineamiento, permitiendo un proceso de sanación que transciende el nivel físico y alcanza dimensiones superiores de la existencia.

Al cultivar el equilibrio de los cuerpos sutiles y mantener los chakras y meridianos en flujo constante, se crea un campo propicio para una conexión más plena con las energías cósmicas. Este alineamiento no solo favorece el bienestar individual, sino que también contribuye a la expansión de la conciencia colectiva y la evolución espiritual de la humanidad. Incluso pequeñas prácticas diarias de armonización energética fortalecen el campo vibracional y facilitan el despertar de la verdadera esencia.

De esta forma, cuidar de la propia anatomía energética no es solo un acto de autoconocimiento, sino también un gesto de amor y responsabilidad hacia uno mismo y hacia el todo. Integrar las diferentes técnicas de sanación, sean Arcturianas o de otras tradiciones, debe ser un proceso consciente y respetuoso con el propio ritmo de desarrollo. Honrar este camino significa permitir que la energía vital fluya libremente, sosteniendo una vida más equilibrada, plena y alineada con el propósito del alma.

Por lo tanto, cuidar de la propia anatomía energética es un acto de amor y responsabilidad consigo mismo y con el todo. La integración de técnicas de sanación, ya sean Arcturianas o de otras tradiciones, debe hacerse con conciencia y respeto por el propio ritmo. Al honrar este proceso, cada paso dado representa una aproximación mayor al equilibrio y a la plenitud, permitiendo que la energía vital fluya libremente y sustente una vida más ligera, saludable y alineada con los propósitos del alma.

3: Sanación Multidimensional

Con la base sólida construida sobre la anatomía energética humana y la conexión con los Arcturianos, adentramos ahora el fascinante universo de la sanación multidimensional. Prepárese para desvelar los principios y fundamentos de la sanación Arcturiana, que transciende los límites de la medicina tradicional y actúa de forma holística, integrando cuerpo, mente y espíritu.

La sanación multidimensional se basa en la comprensión de que el ser humano es un ser multidimensional, compuesto por diversos cuerpos sutiles que interactúan y se influyen mutuamente. La enfermedad, en este contexto, se ve como un desequilibrio energético que se manifiesta en diferentes niveles del ser, pudiendo expresarse como síntomas físicos, emocionales, mentales o espirituales.

Los Arcturianos, con su sabiduría y tecnología avanzada, dominan el arte de la sanación multidimensional, actuando en los diversos cuerpos sutiles para restaurar la armonía y el flujo natural de la energía vital. Utilizan un enfoque holístico, integrando diferentes técnicas y herramientas para promover el bienestar integral del individuo.

La sanación multidimensional se fundamenta en principios esenciales que sustentan el enfoque

Arcturiano, permitiendo un realineamiento profundo del ser en sus múltiples niveles:

Interconexión: Cada aspecto del ser humano (físico, emocional, mental y espiritual) está intrínsecamente ligado. Cuando ocurre un desequilibrio en cualquiera de estos niveles, los demás se ven afectados, perpetuando patrones de desarmonía. La sanación multidimensional no trata solo los síntomas manifestados, sino que busca restaurar la armonía integral del ser, asegurando que cada aspecto esté en sintonía con los demás.

Energía: Para los Arcturianos, toda enfermedad o malestar resulta de una obstrucción o distorsión en el flujo de la energía vital. A través de técnicas especializadas, eliminan estos bloqueos, promueven la armonización de los chakras y restauran el flujo energético natural del cuerpo. Al disolver estas barreras energéticas, la persona experimenta un retorno a la vitalidad y al equilibrio, permitiendo que su propia energía fluya libremente y sustente la salud de manera plena.

Conciencia: A través de ella, la persona se vuelve capaz de identificar patrones de pensamiento, emociones y comportamientos que contribuyen a su estado de desequilibrio. El autoconocimiento se convierte en una herramienta poderosa dentro de este proceso, ya que, al comprender las orígenes de su desarmonía, la persona asume el papel de co-creadora de su propia sanación. Los Arcturianos incentivan esta expansión de la conciencia, estimulando a cada ser a desarrollar una percepción más profunda de sí mismo y de sus conexiones con el universo.

Responsabilidad: La sanación no es un acto pasivo, sino un proceso activo que exige participación y compromiso. La persona es invitada a asumir total responsabilidad por su salud, comprendiendo que sus elecciones diarias (ya sean físicas, emocionales o espirituales) impactan directamente su estado de equilibrio. Los Arcturianos enseñan que la autocuración es un camino de empoderamiento, en el que cada ser se vuelve consciente de su capacidad de transformar su realidad y adoptar hábitos que sustenten su armonía y bienestar.

Transformación: La sanación multidimensional no se limita a la eliminación de síntomas superficiales; apunta a una transformación profunda del ser. A través de este proceso, la persona es capaz de trascender patrones limitantes, sanar heridas emocionales y traumas del pasado, además de acceder a su verdadera esencia divina. La sanación se convierte en un catalizador para la evolución personal y espiritual, promoviendo una expansión de conciencia que posibilita una nueva manera de existir en el mundo.

Amor Incondicional: Este amor, emanado por los Arcturianos, crea un campo vibracional de sanación y transformación. Es dentro de esta energía amorosa que los procesos de sanación ocurren de forma más fluida y eficaz. El amor incondicional, aliado a la compasión y la aceptación, genera un espacio seguro para que la persona se cure en todos los niveles. Este campo de sanación, sostenido por el amor, disuelve bloqueos, libera energías estancadas y permite que la esencia verdadera del ser florezca.

Los Arcturianos utilizan diversas herramientas para facilitar este proceso de sanación multidimensional, combinando tecnología avanzada con métodos energéticos. Entre estas herramientas, destacan la tecnología Arcturiana, los cristales energéticos y las frecuencias de luz y sonido.

Tecnología Arcturiana:

Es una de las más sofisticadas y eficaces dentro de la sanación multidimensional. Diseñada para actuar simultáneamente en los cuerpos sutiles y físicos, disuelve bloqueos, eleva la frecuencia vibracional y restablece la armonía energética.

Cámaras de Sanación Arcturianas: Espacios energéticos creados para la regeneración celular, la alineación de los chakras y la purificación del campo energético.

Aplicación de la tecnología Arcturiana:

Preparación e Intención: Ambiente tranquilo, libre de interferencias. Respiración profunda para relajar. Definir la intención de la sanación.

Conexión con las Cámaras de Sanación: Visualizarse inmerso en una luz azul-violeta, sintiendo una vibración sutil. Mentalizar la presencia de los Arcturianos. Permitir que la energía fluya por el cuerpo.

Cristales Arcturianos: Amplificadores de energía y facilitadores de la conexión con frecuencias superiores. (cuarzo transparente, amatista, selenita). Se pueden sostener o colocar sobre el chakra correspondiente. Visualizar un haz de luz azul emanando del cristal.

Frecuencias de Luz y Sonido: Reprograman la estructura energética y promueven una armonización profunda. Utilizar sonidos binaurales, cantos armónicos o el sonido "OM". Visualizar rayos de luz dorada y azul-celeste.

Anclaje y Cierre: Visualizarse envuelto en una esfera de luz blanca. Expresar gratitud. Beber agua y permanecer en tranquilidad.

Esta práctica se puede aplicar individualmente o para otras personas. La tecnología Arcturiana, utilizada con conciencia y respeto, representa un portal para la restauración plena del ser, promoviendo el equilibrio, la regeneración y una expansión espiritual que transciende los límites de la percepción ordinaria.

4: El Proceso de Sanación Multidimensional

La sanación multidimensional es un proceso individual y único para cada persona. Sin embargo, algunos pasos son comunes a todos los caminos de sanación:

El primer paso en este proceso de sanación multidimensional Arcturiana es el diagnóstico, que permite un análisis minucioso del campo energético. Permite la identificación de bloqueos en los chakras, patrones emocionales dañinos y creencias limitantes que afectan el bienestar del individuo. A través de la avanzada tecnología vibracional de los Arcturianos y su elevada conexión energética, se hace posible realizar un mapeo detallado, proporcionando un enfoque dirigido y eficaz para la restauración del equilibrio.

Para iniciar esta jornada, la preparación adecuada es esencial. Antes de cualquier evaluación, se debe crear un ambiente propicio, silencioso y libre de distracciones. Elegir un lugar donde sea posible relajarse sin interrupciones es fundamental. Al sentarse o acostarse cómodamente, la columna debe permanecer recta para que la energía fluya sin restricciones. Con los ojos cerrados, se realiza una respiración profunda tres veces, inspirando luz y espirando toda tensión o distracción. En este momento, es importante definir una intención clara para el diagnóstico, mentalizando: "Estoy listo(a) para comprender e identificar los bloqueos que necesitan ser sanados". Esta intención sirve como una guía para la conexión energética que se establecerá. En caso de que el proceso se esté llevando a cabo para otra persona, orientarla a seguir los mismos pasos garantiza una armonización eficiente y facilita la percepción de las energías.

La conexión con los Arcturianos es un aspecto esencial de esta evaluación, ya que posibilita la percepción ampliada de las desarmonías existentes en el campo vibracional. Para establecer este contacto, se visualiza una esfera de luz azul-violeta descendiendo suavemente desde lo alto y envolviendo completamente el cuerpo. Esta luz actúa como un canal de conexión, intensificando la sintonía con la energía Arcturiana. A continuación, se debe mentalizar la presencia de uno o más de estos seres elevados, percibiendo su energía serena y acogedora alrededor. Para profundizar esta sintonía, la consciencia necesita ser expandida, permitiendo que se conecte a un campo informacional superior. Si se desea, se puede verbalizar, mentalmente o en voz baja: "Pido la asistencia de los Arcturianos para identificar y comprender las energías que necesitan ser sanadas". En caso de que se esté guiando a otra persona, se debe guiarla por este proceso con tranquilidad y claridad, narrando cada etapa para que la experiencia sea fluida y natural.

El siguiente paso es el escaneo energético, un método que permite detectar puntos de desequilibrio en el cuerpo físico, emocional y espiritual. Para ello, se imagina un haz de luz azul recorriendo lentamente el cuerpo, desde la parte superior de la cabeza hasta los pies. Durante este proceso, es necesario estar atento a las sensaciones que surjan: calor, hormigueo, presión o cualquier otra percepción sutil, ya que estas señales indican áreas con bloqueos energéticos. Si el análisis se está realizando en otra persona, se pasan las manos suavemente a unos centímetros de su cuerpo, sintiendo variaciones en la temperatura o resistencia en el campo energético. Para una percepción aún más precisa, se puede utilizar un cristal de cuarzo transparente, que amplifica la sensibilidad y facilita la captación de patrones vibracionales más sutiles.

Con los bloqueos identificados, se inicia la etapa de decodificación de las informaciones energéticas. Cada chakra bloqueado está directamente relacionado con aspectos específicos de la vida. El chakra coronario, ubicado en la parte superior de la cabeza, cuando está bloqueado, puede indicar una conexión espiritual debilitada. El chakra frontal, también llamado tercer ojo, puede señalar dificultades de claridad mental o una intuición bloqueada. En el chakra laríngeo, que rige la comunicación, un bloqueo puede manifestarse como dificultades en la expresión o represión de la voz interior. El chakra cardíaco, centro de las emociones, puede reflejar heridas emocionales no sanadas, mientras que el chakra del plexo solar, asociado a la identidad y la autoestima, puede evidenciar inseguridad y bloqueos emocionales. El chakra sacro, responsable de la creatividad y las relaciones, puede mostrar dificultades en estos aspectos cuando está desalineado. El chakra raíz, en la base de la columna, está relacionado con la estabilidad y la seguridad, siendo un punto de atención para miedos e incertidumbres.

Tras identificar los desequilibrios, es importante profundizar en la comprensión de estas señales energéticas. Se debe reflexionar sobre qué patrones de pensamiento o emociones negativas pueden estar contribuyendo a estos bloqueos. Preguntarse, o preguntar al receptor: "¿Qué está intentando enseñarme este desequilibrio?" puede traer valiosas ideas para el proceso de sanación. Todas las percepciones e intuiciones obtenidas deben ser registradas, ya que servirán como base para los próximos pasos en el camino de la armonización energética.

Validar las informaciones obtenidas es un paso esencial. Con los puntos de desequilibrio identificados, se debe volver la atención a estas áreas y cuestionar: "¿Qué necesito aprender con este bloqueo?". Si se está ayudando a otra persona, es importante animarla a compartir sus sensaciones y percepciones sobre los patrones identificados. En caso de dudas, se puede recurrir nuevamente a la asistencia Arcturiana para confirmación, preguntando mentalmente: "¿Qué señales adicionales pueden ayudarme a comprender mejor esta energía?" o "¿Qué puedo hacer para ayudar en este proceso de sanación?". Este contacto continuo fortalece la claridad y la asertividad en el diagnóstico.

Para finalizar esta etapa y prepararse para el proceso de sanación, la visualización de una luz dorada llenando los puntos de desequilibrio es una técnica poderosa. Esta luz trae alivio inmediato e inicia el proceso de restauración energética. A continuación, se expresa gratitud a los Arcturianos por la asistencia recibida, fortaleciendo la conexión espiritual. Si el proceso se ha llevado a cabo para otra persona, la finalización puede hacerse con palabras de aliento, como: "Ahora que hemos identificado los puntos de desequilibrio, estamos listos para iniciar la restauración y armonización de tu energía". Por último, beber un vaso de agua ayuda en la integración de las informaciones y permite que la energía fluya de forma más ligera por el cuerpo.

El diagnóstico es una etapa esencial, ya que proporciona una comprensión profunda de los patrones energéticos que necesitan ser trabajados. Con esta claridad, el camino de la sanación multidimensional se vuelve más eficaz y transformador, permitiendo que la restauración de la energía ocurra de manera fluida y alineada con el propósito de equilibrio y bienestar.

El diagnóstico es un paso esencial que permite la comprensión profunda de los patrones energéticos que necesitan ser trabajados. Con esta claridad, el camino de la sanación multidimensional se vuelve más eficaz y transformador.

5: Limpieza

Tras el diagnóstico de los bloqueos energéticos, el siguiente paso esencial en la sanación multidimensional Arcturiana es la limpieza energética. Esta etapa elimina patrones negativos, disolviendo densidades acumuladas en los chakras, meridianos y campo áurico. La limpieza facilita la restauración del flujo natural de la energía vital, promoviendo el equilibrio y el bienestar en todos los niveles del ser.

Antes de iniciar el proceso de limpieza energética, es fundamental preparar el ambiente y alinear la intención. Elija un lugar tranquilo, donde no haya interferencias externas, permitiendo que el proceso ocurra sin distracciones. Siéntese o acuéstese cómodamente, asegurándose de que su columna permanezca erguida para facilitar la circulación de la energía. Cierre los ojos e inspire profundamente tres veces, absorbiendo luz y exhalando cualquier tensión acumulada. Al hacer esto, mentalice con convicción: "Estoy listo(a) para liberar y purificar todas las energías densas y bloqueos que no me sirven más". Si está ayudando a otra persona, instrúyala a seguir los mismos pasos, reforzando su intención de sanación.

A continuación, conéctese con los Arcturianos y active la luz de purificación. Estos seres de elevada vibración trabajan con una luz azul-violeta capaz de disolver patrones negativos y restaurar la armonía energética. Imagine esta luz descendiendo desde lo alto, formando una columna de purificación a su alrededor y envolviendo todo su cuerpo. Sienta la presencia de los Arcturianos, que proyectan esta energía sobre usted, promoviendo la limpieza y el reequilibrio. Permita que esta luz recorra cada capa de su campo áurico, eliminando toxinas emocionales, dispersando vibraciones desalineadas y restaurando su equilibrio energético. Si está guiando a otra persona, describa el proceso de forma clara y tranquila, animándola a visualizar y sentir esta purificación sucediendo.

Con la energía en flujo, es el momento de realizar la técnica de barrido energético. Este método ayuda a eliminar acumulaciones de energía densa tanto en el cuerpo físico como en el sutil. Con las manos, haga movimientos suaves alrededor de su cuerpo, como si estuviera barriendo cualquier residuo energético estancado. Imagine que está retirando una niebla oscura o hilos energéticos desgastados, disolviéndolos en la luz violeta. Preste atención a las áreas donde sienta mayor resistencia o una sensación de peso, ya que estos puntos suelen ser focos de bloqueos. En caso de que esté ayudando a alguien, pase las manos a unos 10 cm del cuerpo de la persona, eliminando las energías densas y dirigiéndolas para ser transmutadas.

El siguiente paso implica la purificación de los chakras y los canales energéticos, ya que estos centros pueden acumular residuos que dificultan el flujo de la energía vital. Comience por el chakra coronario, en la parte superior de la cabeza, visualizando una luz violeta disolviendo bloqueos en la conexión espiritual. A continuación, mueva su atención hacia el chakra frontal, situado entre las cejas, e imagine un haz de luz azul aclarando confusiones mentales y ampliando la intuición. En el chakra laríngeo, en la región de la garganta, visualice una luz azul clara fluyendo, liberando dificultades de expresión y eliminando palabras no dichas. Para el chakra cardíaco, en el centro del pecho, mentalice una luz verde intensa, eliminando dolores y sanando heridas emocionales. En el chakra del plexo solar, a la altura del abdomen, proyecte luz dorada para disipar inseguridades y tensiones acumuladas. Luego, en el chakra sacro, ubicado debajo del ombligo, sienta una luz naranja vibrante restaurando su vitalidad emocional y creativa. Por último, en el chakra raíz, en la base de la columna, imagine una luz roja intensa purificando miedos y fortaleciendo su estabilidad energética. Si está guiando a otra persona, conduzca verbalmente esta visualización, ayudándola a sentir cada centro energético siendo limpiado y restaurado.

Para una purificación aún más profunda, utilice la Llama Violeta, una poderosa herramienta de transmutación energética. Visualice este fuego violeta envolviendo todo su cuerpo, quemando suavemente cualquier energía desarmonizada. Sienta esta llama consumiendo patrones negativos, disolviendo emociones pesadas y neutralizando influencias externas perjudiciales. En caso de que desee potenciar este proceso, repita mentalmente: "Transmuto toda energía desalineada en luz, armonía y equilibrio". Si está ayudando a otra persona, oriéntela a visualizar esta Llama Violeta fluyendo por todo su ser, disolviendo cualquier bloqueo remanente.

Tras la limpieza, es esencial sellar y proteger su campo energético, garantizando que las energías restauradas permanezcan equilibradas. Imagine una esfera de luz dorada formándose a su alrededor, creando un escudo vibracional que impide la reabsorción de patrones antiguos. Exprese gratitud a los Arcturianos y a su Yo Superior por el proceso de purificación, reconociendo la importancia de este momento de sanación. Si está guiando a otra persona, pídale que respire profundamente y sienta esta protección a su alrededor, integrando la experiencia de manera consciente.

Para finalizar el proceso, permítase un momento de integración. Beba un vaso de agua para estabilizar las energías recién armonizadas y descanse por unos minutos, permitiendo que su cuerpo y su mente asimilen esta renovación vibracional. En caso de que esté ayudando a otra persona, oriéntela a permanecer en silencio e introspección por algunos instantes antes de retomar sus actividades cotidianas.

Esta práctica de limpieza energética puede realizarse regularmente, promoviendo el mantenimiento de la fluidez de la energía vital y previniendo la acumulación de nuevos bloqueos. Cuanto más frecuente sea la purificación, más ligero y equilibrado se mantendrá su campo energético, proporcionando mayor bienestar y sintonía con frecuencias más elevadas.

La limpieza energética puede practicarse con regularidad, ayudando a mantener la fluidez de la energía vital y previniendo nuevos bloqueos. Cuanto más frecuente sea la purificación, más ligero y equilibrado permanecerá el campo energético.

6: Armonización

Después de la limpieza energética, el siguiente paso esencial es la armonización del sistema energético, asegurando que los chakras y los flujos de energía vital estén equilibrados. Este proceso estabiliza el campo vibracional, alinea los cuerpos sutiles y fortalece al individuo para mantener un estado continuo de bienestar. Los Arcturianos utilizan diferentes frecuencias de luz, sonido y cristales para restaurar esta armonía.

Para iniciar la armonización energética, es fundamental preparar el ambiente y alinear tu intención con frecuencias superiores. Elige un lugar tranquilo y cómodo, donde puedas relajarte sin interrupciones. Puede ser un espacio reservado en tu casa, un rincón especial con almohadas y velas o incluso un jardín silencioso. Siéntate o acuéstate de forma cómoda, manteniendo la columna recta para que la energía pueda fluir libremente. Cierra los ojos y respira profundamente tres veces, sintiendo el aire llenar tus pulmones y, al exhalar, liberando cualquier tensión o residuo energético que aún esté presente.

Con cada respiración, imagínate siendo envuelto por una suave luz dorada, que trae paz y serenidad a tu campo energético. Mientras tanto, mentaliza con convicción la siguiente afirmación: "Abro mi campo energético para recibir la armonización perfecta y restaurar el equilibrio de mi ser". Si estás ayudando a otra persona, instrúyela a seguir estos mismos pasos y pídele que visualice su cuerpo siendo preparado para recibir la energía armonizadora, como si un velo de luz protectora y restauradora la estuviera envolviendo completamente.

La conexión con la energía Arcturiana es uno de los pilares fundamentales de este proceso, pues resuena en una vibración elevada de amor y equilibrio. Para establecer esta conexión, visualiza una esfera de luz azul-violeta descendiendo suavemente desde lo alto, flotando sobre tu cabeza y, poco a poco, envolviendo todo tu ser. Siente esta energía vibrante fluyendo por cada célula de tu cuerpo, disolviendo cualquier residuo de bloqueos o desalineaciones. Con cada nueva onda de esta luz, percibe tu campo áurico expandiéndose, volviéndose más ligero, brillante y radiante.

Mientras esta energía se estabiliza a tu alrededor, puedes repetir mentalmente la afirmación: "Estoy en perfecta armonía con mi cuerpo, mente y espíritu". En caso de que estés ayudando a otra persona, guíala verbalmente por este proceso, describiendo con detalles el descenso de la esfera de luz e incentivandola a sentir la presencia sutil y amorosa de la energía Arcturiana.

Ahora, con la energía armonizadora fluyendo de forma más equilibrada, es hora de dirigirla hacia la alineación de los chakras, los centros responsables de canalizar y distribuir la energía vital en tu cuerpo. Comienza por el chakra coronario, ubicado en la parte superior de la cabeza, y visualiza un haz de luz violeta activando y expandiendo tu conexión espiritual. Siente esta energía pulsante fluyendo libremente, trayendo claridad y una profunda alineación con tu esencia superior.

A continuación, dirige tu atención hacia el chakra frontal, o tercer ojo, entre las cejas. Proyecta una luz azul clara en este punto, permitiendo que traiga claridad mental, intuición aguda y percepción elevada. Permítete confiar en el flujo de la sabiduría que esta luz despierta en ti.

Descendiendo un poco más, visualiza el chakra laríngeo, ubicado en la garganta, siendo envuelto por una luz azul suave y serena. Esta energía desbloquea tu expresión y comunicación, permitiéndote expresarte con autenticidad y equilibrio.

En el centro del pecho, el chakra cardíaco se expande en un brillo verde dorado, irradiando amor, compasión y armonía emocional. Siente esta energía restaurando cualquier herida emocional y fortaleciendo tu capacidad de dar y recibir amor incondicionalmente.

Moviéndote hacia la región del estómago, visualiza una intensa luz dorada activando el chakra del plexo solar. Esta energía revitaliza tu confianza, disuelve inseguridades y fortalece tu conexión con tu poder personal.

Más abajo, en el bajo vientre, el chakra sacro es envuelto por una luz naranja vibrante, activando tu creatividad, placer y equilibrio emocional. Siente esta energía despertando tu alegría de vivir y trayendo fluidez a tus emociones.

Por último, el chakra raíz, en la base de la columna, se ilumina con una intensa luz roja, proporcionando anclaje, seguridad y estabilidad energética. Esta luz fortalece tu conexión con la Tierra y crea una base sólida para tu energía vital.

Si estás ayudando a otra persona, guíala a visualizar cada chakra siendo llenado con su respectiva luz, incentivandola a sentir la activación y la alineación energética ocurriendo de forma natural.

Para profundizar la estabilización de la energía, es posible recurrir al uso de frecuencias vibracionales elevadas, como sonido, luz y cristales. Entonar el sonido sagrado "OM" o utilizar frecuencias binaurales ayuda a resonar estas energías en cada célula del cuerpo, promoviendo una armonización aún más profunda.

Además, visualiza rayos de luz dorada y azul fluyendo a tu alrededor, ajustando tu frecuencia vibracional a un estado de perfecta armonía. Si lo deseas, utiliza cristales específicos, como cuarzo transparente, amatista o selenita, posicionándolos sobre los chakras para amplificar y mantener el equilibrio energético.

En caso de que estés armonizando a otra persona, haz suaves movimientos circulares con las manos sobre cada chakra, dirigiendo la energía sutil para promover el equilibrio. Estos movimientos actúan como conductores de energía, reforzando el flujo y la estabilidad vibracional.

Con los chakras alineados y la energía estabilizada, es hora de expandir el campo áurico e integrar esta nueva frecuencia al cuerpo físico y sutil.

Visualiza tu aura expandiéndose suavemente, transformándose en una esfera brillante y pulsante a tu alrededor.

Siente esta energía estabilizándose, volviéndose firme y constante, como un manto de luz protectora. Para consolidar este estado vibracional, mentaliza: "Mi campo energético está completamente alineado y equilibrado". En caso de que estés ayudando a otra persona, pídele que imagine su energía expandiéndose de forma envolvente y restauradora.

El siguiente paso es el sellado de esta energía restaurada, asegurando que la armonía establecida permanezca intacta. Para ello, visualiza una esfera de luz dorada envolviendo todo el cuerpo, funcionando como un escudo protector contra cualquier influencia negativa o desalineación energética.

Expresa tu gratitud a la energía Arcturiana y a tu Yo Superior por permitir esta armonización profunda. Si estás guiando a otra persona, incentivala a sentir esta protección energética y a mantenerla activa a lo largo del día, reforzando esta sensación de equilibrio.

Por último, para asegurar que esta armonización permanezca estable y beneficie tu vida cotidiana, toma un vaso de agua para ayudar a integrar las nuevas frecuencias al cuerpo físico. Permanece en estado de gratitud y silencio por algunos minutos, absorbiendo plenamente la experiencia.

Si estás ayudando a otra persona, oriéntala a mantener esta sensación de equilibrio y bienestar a lo largo del día, prestando atención a su energía y evitando influencias que puedan desestabilizarla.

Practicar esta armonización regularmente te permitirá mantener tu vibración elevada y alineada con tu esencia espiritual, creando un estado continuo de bienestar y conexión con las energías sutiles del universo.

La armonización energética puede ser realizada regularmente para garantizar un estado de bienestar continuo. Cuanto más frecuente sea la práctica, más el individuo logrará mantener su vibración elevada y alineada con su esencia espiritual.

7: Integración

Después de la armonización del sistema energético, la integración es esencial para consolidar los efectos de la sanación multidimensional en todos los niveles del ser. Este proceso permite que las frecuencias elevadas absorbidas durante la sanación sean incorporadas al cuerpo físico, emocional, mental y espiritual, resultando en cambios duraderos. La integración evita que el individuo regrese a los patrones energéticos antiguos y fortalece la conexión con estados superiores de consciencia.

Para que la energía armonizada se integre completamente, es esencial un proceso cuidadoso de enraizamiento, permitiendo que la nueva frecuencia vibracional se estabilice en el cuerpo y en la consciencia. Elige un lugar tranquilo, preferiblemente en contacto con la naturaleza o donde puedas tocar el suelo con los pies descalzos. Siéntate o acuéstate cómodamente y respira profundamente tres veces, permitiendo que cada exhalación libere tensiones y cada inspiración traiga la sensación de acogida y presencia.

Visualiza raíces luminosas saliendo de la planta de tus pies, creciendo suavemente hacia el centro de la Tierra. Siente esta conexión profunda, como si estuvieras enraizándote firmemente, permitiendo que tu cuerpo físico reciba y asimile las nuevas energías con seguridad y equilibrio. Percibe la estabilidad que este contacto te proporciona, como si estuvieras firmemente anclado en tu propia fuerza interior. Si estás ayudando a otra persona, oriéntala a visualizar este anclaje y a sentir la solidez de esta conexión, permitiendo que se fortalezca en el nivel físico y energético.

A medida que esta base se establece, se vuelve importante expandir la consciencia y reconocer los cambios que están ocurriendo. Cierra los ojos y permítete sentir las vibraciones sutiles que recorren tu cuerpo, percibiendo cada matiz de esta nueva frecuencia. Pregúntate: "¿Qué ha cambiado en mi energía? ¿Qué sensaciones puedo identificar?". Observa con atención cualquier alteración en tu percepción emocional, mental o física. Si estás orientando a otra persona, incentivala a compartir sus impresiones y reflexiones sobre el proceso, ayudándola a tomar consciencia de las transformaciones sutiles que pueden estar sucediendo.

Con la consciencia despierta para estos cambios, es hora de distribuir armónicamente la nueva frecuencia por los diferentes cuerpos sutiles, promoviendo un ajuste vibracional equilibrado. Visualiza una luz dorada envolviendo tu cuerpo físico, llenando cada célula con una energía revitalizante. Siente esta luz regenerando tu estructura biológica, trayendo una sensación de renovación y equilibrio. Permite que esta energía se expanda hacia tu cuerpo emocional, disolviendo antiguos patrones y fortaleciendo sentimientos elevados, como amor, paz y gratitud.

Deja que esta luz fluya hacia tu mente, promoviendo claridad de pensamiento y alineación con tu verdadera esencia. Percibe cómo tus pensamientos se vuelven más ligeros, más coherentes con tu propósito y tu bienestar. Finalmente, siente esta energía alcanzar tu cuerpo espiritual, conectándote de manera más profunda con tu Yo Superior y los planos elevados. Si estás conduciendo a otra persona en este proceso, guíala verbalmente para visualizar y sentir este flujo energético, ayudándola a armonizar cada parte de su ser.

Con esta nueva frecuencia integrada, es fundamental programar la mente y el campo energético para sostener este estado de equilibrio. Afirma internamente o en voz alta palabras que fortalezcan esta conexión, como: "Estoy completamente alineado(a) con mi energía más elevada", "Integro plenamente esta sanación y permito que transforme mi vida", o "Soy un ser de luz, equilibrio y expansión". Si estás ayudando a otra persona, pídele que elija una afirmación que resuene con su proceso y la repita algunas veces, permitiendo que esta intención se arraigue profundamente en su consciencia.

Para consolidar esta transformación, el anclaje de la sanación en el cuerpo físico es esencial. Bebe un vaso de agua, permitiendo que tu cuerpo absorba esta nueva vibración de manera fluida y natural. Muévete ligeramente, estirando los músculos y percibiendo cómo tu energía se ajusta al movimiento. Elige actividades que te proporcionen placer y bienestar, como caminar al aire libre, practicar respiración consciente o simplemente descansar. Si estás guiando a otra persona, oriéntala a evitar estímulos intensos inmediatamente después de la sesión y a respetar su propio ritmo, descansando siempre que sea necesario para consolidar los cambios.

Por último, para garantizar que esta nueva energía permanezca protegida y estabilizada, visualiza una esfera de luz dorada a tu alrededor, sellando y fortaleciendo tu vibración recién integrada. Imagina que esta esfera forma un escudo protector, permitiendo solo influencias elevadas y benéficas en tu campo energético. Siente esta protección trayendo paz y seguridad, garantizando que tu energía permanezca en armonía. Expresa gratitud a los Arcturianos, a tu Yo Superior y a todas las fuerzas que facilitaron este proceso de transformación. Si estás ayudando a otra persona, incentivala a visualizar esta esfera protectora y a sentir la estabilidad que proporciona.

La integración energética no termina con la sesión de sanación; al contrario, debe ser continuamente cultivada en el día a día. Mantente consciente de los patrones de pensamiento y comportamiento que deseas fortalecer, eligiendo hábitos que sostengan tu vibración elevada. Prácticas como la meditación, la alimentación equilibrada y momentos de introspección pueden ser grandes aliados en este proceso. Siempre que sientas que tu energía oscila, reconéctate a la luz dorada y reafirma tu compromiso con el equilibrio y la expansión. Si estás ayudando a otra persona, oriéntala a incorporar pequeñas prácticas diarias que la ayuden a mantener esta conexión viva y presente.

Este proceso de integración es lo que transforma la experiencia de sanación en una realidad concreta.

Cuanto más consciente y presente sea esta asimilación, más profundas serán las mudanças en la vida cotidiana, trayendo armonía, bienestar y una conexión renovada con tu esencia más elevada.

La integración energética es el momento en que la transformación se vuelve parte de la realidad del individuo. Cuanto más consciente y presente sea esta asimilación, más profundas serán las mudanças en la vida cotidiana.

8: Transformación

La transformación es una de las etapas más profundas de la sanación multidimensional Arcturiana. A diferencia de la limpieza y la armonización, que restablecen el equilibrio, la transformación permite que el individuo libere patrones limitantes, sane traumas del pasado y despierte a su verdadera naturaleza espiritual. Este proceso no solo altera la energía del ser, sino que redefine la manera en que interactúa con el mundo y manifiesta su realidad.

La transformación comienza con una decisión consciente de dejar atrás viejos patrones y abrirse a una nueva vibración. Este compromiso inicial es esencial, pues es a partir de él que todo el proceso se desarrolla. Para iniciar esta jornada, elige un lugar tranquilo donde puedas concentrarte sin interrupciones. Siéntate o acuéstate cómodamente, respirando profundamente algunas veces para relajar y calmar tu mente. Cierra los ojos y mentaliza con claridad la intención de transformación, afirmando internamente:

"Estoy listo(a) para transformar mi energía y liberar todo lo que no resuena más con mi evolución."

Si estás ayudando a otra persona, anímala a formular su propia intención de transformación de manera clara y sincera, pues este es el primer paso para acceder a la energía del cambio.

A medida que tu intención se solidifica, es hora de conectarse con las frecuencias Arcturianas de expansión. Los Arcturianos irradian energías sutiles y poderosas que auxilian en la aceleración de este proceso, promoviendo la renovación energética y la elevación de la consciencia. Para acceder a esta frecuencia, visualiza una columna de luz azul-violeta descendiendo suavemente desde lo alto y envolviendo todo tu cuerpo. Siente esta luz penetrando cada célula, disolviendo resistencias y activando una nueva programación energética alineada con tu esencia más elevada.

En este momento, permítete sentir la presencia amorosa de los Arcturianos a tu alrededor, ofreciendo soporte y orientación. Si sientes la necesidad, verbaliza internamente:

"Recibo con gratitud las frecuencias de transformación y permito que mi energía se ajuste a mi potencial más elevado."

En caso de que estés guiando a otra persona, condúcela a visualizar esta luz azul-violeta actuando dentro y alrededor de su campo energético, permitiendo que se envuelva completamente en esta vibración transformadora.

La transformación profunda exige que tomemos consciencia de los patrones que necesitan ser modificados. Este momento de autorreflexión es crucial para que el proceso sea eficaz. Pregúntate:

¿Cuáles comportamientos, pensamientos o emociones aún me limitan? ¿Qué patrones negativos vengo repitiendo en mi vida? ¿Qué aún me ata al pasado y me impide evolucionar plenamente?

Si estás ayudando a alguien, incentiva a la persona a compartir sus percepciones y a identificar los patrones que desea transformar. A veces, puede ser difícil reconocer estos bloqueos, y en ese caso, pide mentalmente a los Arcturianos que traigan claridad e insights sobre lo que necesita ser trabajado. Confía en que las respuestas vendrán, ya sea a través de intuiciones, sensaciones o recuerdos que surjan espontáneamente.

Con los patrones identificados, llega el momento esencial de disolverlos y liberarlos. Para ello, visualiza una llama violeta intensa y purificadora quemando todas las creencias limitantes, emociones densas y bloqueios energéticos que deseas transmutar. Imagina estas formas-pensamiento desintegrándose poco a poco, transformándose en pura luz y retornando al universo en su forma más elevada.

Si sientes necesidad, fortalece esta liberación verbalizando mentalmente o en voz alta:

"Libero todo lo que no resuena más con mi crecimiento. Me abro a nuevas posibilidades y expansión."

En caso de que estés guiando a otra persona, ayúdala a visualizar la energía siendo transmutada y anímala a repetir afirmaciones que fortalezcan su liberación. Este proceso es poderoso y puede traer una sensación inmediata de ligereza y claridad mental.

Ahora que los antiguos patrones han sido disueltos, es necesario reprogramar la energía con nuevas vibraciones alineadas a tu evolución. Visualiza una luz dorada descendiendo sobre ti, llenando cada espacio que antes estaba ocupado por los bloqueos. Esta luz lleva consigo frecuencias elevadas que reconfiguran tu energía y fortalecen nuevos patrones de pensamiento y comportamiento.

Mientras esta luz dorada permea todo tu ser, mentaliza afirmaciones que refuercen esta nueva programación, como:

"Soy libre para crear mi realidad con amor y sabiduría." "Mi energía está alineada con mi evolución y bienestar." "Me permito manifestar todo mi potencial espiritual."

Si estás ayudando a otra persona, oriéntala a repetir interna o externamente afirmaciones positivas que resuenen con su nueva vibración. Estas palabras, cuando sentidas e integradas, ayudan a consolidar la transformación de manera eficaz.

Para garantizar que esta transformación sea verdaderamente anclada en la realidad física, respira profundamente y visualiza tu energía renovada expandiéndose por todas las células de tu cuerpo. Mueve suavemente las manos, los pies y el cuello, permitiendo que esta nueva vibración se integre completamente a tu cuerpo físico. Este pequeño acto de movimiento consciente refuerza la conexión entre los planos energético y material, trayendo la transformación a tu vivencia cotidiana.

Expresa gratitud por el proceso realizado, reconociendo la importancia de este cambio en tu jornada. Si estás ayudando a otra persona, pídele que también reconozca esta transformación y manifieste su gratitud. Este simple gesto fortalece la vibración elevada y consolida la nueva frecuencia energética en el día a día.

Por último, es esencial sostener y aplicar esta transformación continuamente para que sus beneficios sean duraderos. Adopta prácticas diarias que refuercen esta nueva vibración, como meditación, afirmaciones positivas y momentos de conexión consciente con los Arcturianos.

Evita retornar a antiguos patrones de pensamiento o comportamiento. En caso de que percibas que estás recayendo en viejas energías, retoma el proceso de disolución y reprogramación para realinear tu vibración. Si estás ayudando a alguien, incentiva a esta persona a mantener prácticas diarias que sustenten su transformación y a recordar el compromiso que asumió consigo misma.

La transformación energética no es solo un evento aislado, sino un proceso continuo de autodescubrimiento y evolución. Cuanto más nos abrimos a este cambio, más nos alineamos con nuestra esencia espiritual y con el flujo natural del universo. Esta jornada nos permite transcender limitaciones, rescatar nuestra verdadera identidad y cocrear una realidad más elevada.

Que la luz y el amor incondicional de los Arcturianos guíen cada paso de este camino, fortaleciendo tu esencia y despertando tu potencial ilimitado. La sanación multidimensional no es solo un concepto abstracto, sino una experiencia real y accesible a todos los que se disponen a transitar este camino de ascensión y transformación profunda.

La transformación energética es un portal para un nuevo estado de ser. Cuanto más el individuo se abra a este cambio, más se alineará con su esencia espiritual y su jornada evolutiva.

La sanación multidimensional es un camino de ascensión que conduce a la conexión con el Yo Superior y a la realización de la verdadera naturaleza divina. Al sanar las heridas del pasado, liberarse de patrones limitantes y elevar su vibración, el individuo se aproxima de la luz y se abre a la experiencia de la unidad con el cosmos.

Los Arcturianos son guías amorosos en este camino de ascensión, ofreciendo su sabiduría, su tecnología y su energía curativa para auxiliar a la humanidad a despertar a su verdadera naturaleza y cocrear un nuevo mundo de paz, amor y armonía.

Al transitar el camino de la sanación multidimensional, cada paso dado representa una oportunidad de autoconocimiento y evolución. Este proceso no se resume a la eliminación de dolores o síntomas, sino a la comprensión profunda de que cada desafío enfrentado lleva un aprendizaje valioso. Los Arcturianos nos invitan a ver las adversidades como puertas para la transformación, incentivando la liberación de patrones limitantes y la reconexión con nuestra esencia divina. Así, la sanación se convierte en una jornada continua de crecimiento, donde mente, cuerpo y espíritu se alinean en perfecta armonía.

Esta integración profunda se refleja no solo en el bienestar personal, sino también en nuestras relaciones y en la forma como interactuamos con el mundo. Cuando sanamos nuestras heridas internas y elevamos nuestra vibración, pasamos a influenciar positivamente todo a nuestro alrededor, creando ondas de sanación y transformación colectiva. Este es el verdadero propósito de la sanación multidimensional: ser un catalizador de cambio, no solo para sí mismo, sino para toda la humanidad. La sabiduría Arcturiana nos recuerda que somos piezas fundamentales en el equilibrio del cosmos y que, al sanarnos, contribuimos a la elevación vibracional del planeta.

Cada transformación, por más sutil que parezca, deja marcas profundas en el camino de la evolución espiritual. La jornada rumbo a la expansión de la consciencia exige entrega y confianza, pues a medida que viejos patrones se disuelven, nuevas posibilidades se revelan. Este proceso no significa la ausencia de desafíos, sino la capacidad renovada de enfrentarlos con discernimiento y ligereza, comprendiendo que cada experiencia vivida contribuye al fortalecimiento del alma.

Al integrar esta nueva vibración en lo cotidiano, el ser pasa a irradiar su luz de manera más auténtica, inspirando y elevando a aquellos a su alrededor. La transformación no es un evento aislado, sino un flujo continuo de aprendizaje y realineamiento, en que cada elección consciente fortalece el propósito de la ascensión. Los Arcturianos enseñan que, al cultivar la paz interior y la conexión con lo divino, nos convertimos en agentes de cambio para un mundo más armónico, donde la unidad prevalece sobre la separación.

Así, la jornada de la sanación multidimensional se revela como una invitación al despertar, al recuerdo de quiénes realmente somos más allá de las limitaciones del tiempo y del espacio. Cuanto más nos entregamos a este llamado, más nos acercamos a la esencia pura del amor universal. Que cada paso en esta senda sea guiado por la luz, por la sabiduría y por la profunda certeza de que la transformación es el primer vislumbre de un nuevo estado de ser, donde el infinito potencial del alma puede, al fin, manifestarse plenamente.

9: Sanación Energética

Los Arcturianos dominan diversas técnicas de sanación energética, como la Sanación Pránica, el Reiki y la Sanación Cuántica, que actúan directamente en el equilibrio de los chakras y en la restauración del flujo de la energía vital. A través de estas técnicas, es posible remover bloqueos energéticos, revitalizar el campo áurico y promover la regeneración integral del ser. Para aplicar esta sanación en sí mismo o en otros, sigue el paso a paso a continuación:

Antes de iniciar el proceso de sanación energética, es fundamental crear un ambiente adecuado y establecer una conexión profunda con las frecuencias Arcturianas. Para ello, elige un lugar silencioso y libre de distracciones, donde puedas permanecer en estado de concentración plena. Siéntate o acuéstate cómodamente, asegurando que tu cuerpo esté relajado. Entonces, inicia una respiración consciente: inspira profundamente tres veces, llevando hacia dentro de ti una luz dorada que llena todo tu ser, y expira lenta y profundamente, liberando cualquier tensión acumulada. Siéntete cada vez más ligero y centrado.

Ahora, visualiza un haz de luz azul-celeste descendiendo suavemente del cosmos. Se aproxima como un manto etéreo que envuelve todo tu cuerpo, creando un escudo protector a tu alrededor. Esta luz no solo te protege, sino que también eleva tu frecuencia vibratoria, permitiendo una alineación más profunda con las energías curativas que estás a punto de canalizar. Siente esta conexión intensificándose, como si tu consciencia se expandiera más allá del espacio físico, conectándose a la esencia pura de la energía Arcturiana.

Con esta conexión establecida, puedes activar las manos para que sirvan como canales de energía vital. Frótalas vigorosamente una contra la otra, generando calor y activando los centros energéticos localizados en las palmas. Esta activación potencializa tu capacidad de sentir y dirigir la energía. Ahora, posiciona las manos a unos 5 a 10 cm por encima del cuerpo – ya sea tu propio cuerpo o el de otra persona en caso de que estés aplicando la sanación en alguien. Cierra los ojos y percibe la vibración de la energía fluyendo a través de tus manos.

Mentaliza la energía Arcturiana manifestándose en tus manos como una luz azul-dorada, brillante e intensa. Desciende del cosmos, atraviesa la parte superior de tu cabeza y recorre todo tu ser, fluyendo libremente hasta las palmas de tus manos. Este flujo energético penetra profundamente en los cuerpos sutiles, irradiando equilibrio y restauración.

Ahora que la energía está activa, es el momento de armonizar los chakras, que son centros energéticos esenciales para el equilibrio físico, emocional y espiritual. Comienza por el chakra coronario, ubicado en la parte superior de la cabeza. Visualiza un haz de luz violeta descendiendo y activando este centro, fortaleciendo tu conexión con dimensiones superiores. Permite que esta luz expanda tu percepción espiritual y traiga claridad a tu propósito.

A continuación, dirige tu atención al chakra frontal, situado entre las cejas. Imagina una intensa luz azul llenando este punto, estimulando la intuición, el discernimiento y la visión interior. Siente tu mente abriéndose a nuevos insights y comprensiones.

En el chakra laríngeo, visualiza una luz azul-clara fluyendo suavemente, desbloqueando cualquier resistencia a la expresión y comunicación. Siente tu voz volviéndose más auténtica y alineada con la verdad de tu corazón.

Ahora, posiciona las manos sobre el chakra cardíaco, en el centro del pecho, e imagina una luz verde-rosa pulsando y expandiéndose. Este brillo irradia amor, compasión y armonía, disolviendo dolores y abriendo camino para conexiones más puras y verdaderas.

En el chakra del plexo solar, canaliza una luz dorada vibrante. Esta energía disuelve bloqueos emocionales, fortalece tu confianza y activa tu poder personal. Permite que esta luz se expanda, creando una sensación de seguridad y autonomía.

En el chakra sacro, visualiza una intensa luz naranja vibrante, fluyendo y restaurando tu creatividad, placer y vitalidad. Siente la energía de este centro moviéndose libremente, trayendo equilibrio para tus deseos y emociones.

Por último, dirige tu atención al chakra raíz, en la base de la columna. Imagina una luz roja intensa y firme, anclando tu energía en el plano físico y fortaleciendo tu sensación de estabilidad y seguridad. Siéntete conectado a la Tierra, enraizado y protegido.

Tras la armonización de los chakras, es esencial remover cualquier bloqueo energético residual. Con las manos en posición de barrido, como si estuvieras limpiando suavemente el aura, haz movimientos lentos y fluidos desde la parte superior de la cabeza hasta los pies. Visualízate retirando toda densidad energética acumulada y disolviéndola en una llama violeta transmutadora. Esta llama tiene el poder de transformar cualquier energía negativa en luz pura.

Si estás realizando la sanación en otra persona, concéntrate en la remoción de bloqueos específicos, observando qué áreas parecen más densas o resistentes. A medida que mueves las manos sobre estas regiones, visualiza la energía siendo extraída y dirigida hacia un campo luminoso de pura regeneración.

Para finalizar el proceso, es fundamental sellar la energía armonizada, garantizando su plena integración en el campo vibracional. Imagina un escudo luminoso envolviendo todo el cuerpo, creando una barrera protectora contra influencias externas. Este escudo de luz asegura que los beneficios de la sanación sean preservados y continúen actuando en tu campo energético a lo largo del tiempo.

Por último, expresa gratitud a la energía Arcturiana por su asistencia amorosa, así como a tu propio cuerpo y campo energético por recibir esta sanación. Siente esta gratitud expandiéndose y fortaleciendo aún más tu estado vibracional elevado.

Para completar la integración del proceso, bebe un vaso de agua pura y descansa por unos minutos. Permite que tu cuerpo y mente asimilen la energía renovada, sintiéndote ligero, equilibrado y revitalizado.

Esta práctica puede ser realizada diariamente, ya sea para autosanación o para ayudar a otras personas. Siempre mantén la intención de canalizar la energía con amor, pureza y entrega, pues es esta conexión sincera la que potencializa los efectos de la sanación. Al incorporar esta técnica en tu rutina, creas un flujo continuo de bienestar y transformación interior, permitiendo que tu ser resuene en la más alta vibración posible.

La práctica de la sanación energética puede ser realizada diariamente, promoviendo un flujo continuo de bienestar y equilibrio. Al aplicarla en otros, sigue los mismos pasos, manteniendo siempre la intención de canalizar la energía con amor y pureza. Esta técnica abre caminos para la transformación interior, permitiendo que el ser resuene en su más alta vibración.

10: Terapia Regresiva

La Terapia Regresiva es una técnica utilizada por los Arcturianos para acceder a memorias del pasado, identificar el origen de traumas y bloqueos emocionales, y promover la curación profunda. Este enfoque permite la liberación de patrones limitantes que influyen en la vida actual, promoviendo la transformación y expansión de la conciencia. Para aplicar esta técnica en sí mismo o en otros, siga el paso a paso a continuación:

Antes de iniciar la terapia regresiva, es esencial prepararse adecuadamente para el proceso, garantizando un ambiente seguro y una intención clara. Elija un lugar tranquilo, donde no haya interrupciones externas, y asegúrese de que la iluminación y la temperatura sean confortables. Si está conduciendo a otra persona, pídale que se acomode cómodamente, ya sea acostada o sentada, preferiblemente con ropa ligera y suelta para facilitar la relajación.

A continuación, respire profundamente tres veces, permitiendo que el cuerpo y la mente entren en un estado de calma y centramiento. Sienta la respiración fluyendo de manera natural, llenando los pulmones y trayendo serenidad. Mientras tanto, defina la intención de la sesión con claridad. Pregúntese a sí mismo: "¿Qué deseo comprender o transformar?" La intención puede ser descubrir el origen de un bloqueo emocional, superar un trauma o comprender patrones repetitivos en la vida. Si está conduciendo a otra persona, pídale que exprese su intención en voz alta o mentalmente. Esta definición ayudará a dirigir la experiencia de forma productiva.

Ahora, inicie la inducción al estado expandido de conciencia, un paso fundamental para que el subconsciente pueda acceder a memorias ocultas. Cierre los ojos y concéntrese en el ritmo de la respiración, permitiendo que cada exhalación lleve consigo tensiones y preocupaciones. Imagine un flujo de luz dorada envolviendo su cuerpo, calentando y relajando cada músculo, de la cabeza a los pies.

Visualice una escalera de luz dorada frente a usted. Cada escalón representa un nivel más profundo de relajación y conexión con su interior. Comience a descender, escalón por escalón, sintiéndose más ligero y receptivo a cada paso. Si está conduciendo a otra persona, guíela verbalmente, sugiriendo que cada escalón la lleve a un nivel más profundo de conciencia y seguridad. Anímela a confiar en la experiencia, permitiendo que la mente subconsciente se abra sin esfuerzo.

Al alcanzar un estado de relajación profundo, dirija la mente para acceder a memorias significativas del pasado. Haga preguntas abiertas que permitan que las respuestas surjan naturalmente: "¿Cuál es el primer recuerdo que viene a tu mente relacionado con este sentimiento?" o "¿Qué imagen aparece cuando piensas en este bloqueo?" No intente forzar respuestas; confíe en la primera impresión que surja, ya sea una escena, una sensación o incluso un símbolo abstracto. Si está conduciendo a otra persona, anímela a describir lo que ve, siente o percibe, sin juicio ni resistencia. Algunas memorias pueden surgir de manera fragmentada, y esto es normal. Caso el recuerdo parezca vago, pida a la persona que observe más detalles, enfocándose en los sentidos: lo que está viendo, oyendo, sintiendo en el cuerpo o emocionalmente.

Después de acceder a una memoria relevante, analícela para comprender su influencia en la vida actual. Observe los detalles de la escena: dónde está, quién está presente, qué emociones se despiertan. Pregúntese: "¿Cómo esta experiencia afectó mi vida?" o "¿Qué patrones surgieron a partir de esto?" Si está conduciendo a otra persona, guíela con preguntas similares, ayudándola a explorar la conexión entre la memoria y los desafíos que enfrenta en el presente.

Reconozca las emociones involucradas y permita que salgan a la superficie sin resistencia. Miedo, tristeza, ira o culpa pueden emerger, pero no necesitan ser reprimidos. Acójalos como parte del proceso de curación. Muchas veces, simplemente traer la memoria a la conciencia ya inicia un proceso natural de liberación y transformación.

Ahora que el origen del bloqueo ha sido identificado, es hora de promover su curación. Visualice la escena siendo envuelta por una luz violeta, una energía de transmutación que disuelve todo el dolor y miedo, transformándolos en aprendizaje y amor. Sienta esta luz llenando cada aspecto de la memoria, trayendo comprensión y liberación.

Si es necesario, reescriba mentalmente la memoria. Imagine un desenlace positivo, donde su versión del pasado recibe amor, protección y comprensión. Si la escena involucra a otras personas, visualícelas también siendo envueltas por esta luz de curación, permitiendo que cualquier resentimiento o dolor sean disueltos. Si está conduciendo a otra persona, anímela a perdonarse a sí misma y a los involucrados, liberando el peso emocional almacenado. El perdón no significa justificar lo que sucedió, sino liberarse del dolor asociado a esa experiencia.

Después de la liberación emocional, es hora de regresar al presente, trayendo los beneficios de la experiencia. Visualícese subiendo nuevamente la escalera dorada, escalón por escalón, sintiéndose más ligero y renovado a cada paso. Si está conduciendo a otra persona, guíela verbalmente por el retorno, asegurándose de que se sienta segura y equilibrada.

Al llegar a la cima de la escalera, respire profundamente y, al exhalar, abra los ojos lentamente. Perciba la sensación de claridad y tranquilidad que se ha instalado. Exprese gratitud por el aprendizaje e integre esta curación en la vida diaria, adoptando pensamientos y comportamientos más positivos.

Para garantizar que la transformación sea duradera, es esencial sellar el campo energético. Visualice una esfera de luz dorada envolviendo todo su ser, protegiendo y fortaleciendo su nueva vibración. Sienta esta energía anclándose profundamente, estabilizando los cambios internos que ocurrieron.

Beba un vaso de agua para ayudar a estabilizar la energía y anote las percepciones obtenidas durante la sesión. Registrar las ideas permitirá una reflexión más profunda posteriormente, además de ayudar en el seguimiento del progreso a lo largo del tiempo. Evite estímulos intensos inmediatamente después de la práctica, como televisión, redes sociales o discusiones, permitiendo que el subconsciente procese la experiencia con tranquilidad. Si es posible, permanezca en silencio por algunos minutos, sintiendo las nuevas frecuencias que fueron activadas.

La terapia regresiva es una herramienta poderosa para curar traumas y reescribir patrones negativos, promoviendo una liberación profunda. Al practicarla regularmente, cada sesión revelará nuevos aspectos del viaje de autoconocimiento y expansión, permitiendo un proceso continuo de crecimiento y transformación. La terapia regresiva es una herramienta poderosa para curar traumas y reescribir patrones negativos, promoviendo una liberación profunda. Puede ser practicada regularmente, permitiendo que cada sesión revele nuevos aspectos de la jornada de autoconocimiento y expansión.

11: Constelaciones Familiares

Las Constelaciones Familiares son una técnica de curación que ayuda en la comprensión de los patrones familiares que influyen en nuestra vida, permitiendo la liberación de enredos energéticos y la curación de las relaciones. Los Arcturianos utilizan esta herramienta para ayudar al individuo a reconocer dinámicas ocultas, armonizar lazos energéticos y restaurar el equilibrio en el sistema familiar. Para aplicar esta práctica en sí mismo o en otros, siga el paso a paso a continuación.

Antes de iniciar la práctica de la Constelación Familiar con los Arcturianos, es fundamental crear un ambiente propicio y establecer una intención clara. Elija un lugar tranquilo, donde pueda conducir la sesión sin interrupciones. Asegúrese de que el espacio esté limpio y energéticamente equilibrado; si lo desea, puede encender un incienso, utilizar cristales o tocar música suave para favorecer la conexión espiritual. A continuación, siéntese cómodamente y cierre los ojos. Respire profundamente algunas veces, permitiendo que la mente se calme y que el cuerpo se relaje. Este estado de relajación facilitará la apertura del campo energético y de la percepción sutil. Ahora, concéntrese en la cuestión que desea trabajar. Puede ser un conflicto familiar específico, un patrón repetitivo que se manifiesta en su vida o una dificultad emocional que siente estar ligada a su ancestralidad. Formule esta intención con claridad, pues servirá de guía para todo el proceso de la constelación.

La Constelación Familiar opera a través del campo morfogenético, una red invisible que almacena las memorias y patrones de las generaciones pasadas. Para conectarse a este campo, mantenga los ojos cerrados y visualice un círculo de luz a su alrededor, simbolizando su energía y la de sus antepasados. Esta luz puede tener el color que más resuene con usted, como dorado, azul o violeta. Poco a poco, imagine la presencia de los miembros de su familia frente a usted. No importa si conoce a todos personalmente o si algunos ya fallecieron hace mucho tiempo; la energía de ellos está registrada en este campo, y su intención es suficiente para acceder a ella. Si está conduciendo esta práctica para otra persona, pídale que haga lo mismo, visualizando a su familia y observando quién se destaca en esta imagen mental. Permítase sentir la energía de este encuentro y perciba qué emociones emergen en este momento.

Con la conexión establecida, vuelva su atención a la identificación de los patrones familiares que influyen en su vida. Observe qué miembros de la familia surgen con más intensidad en su percepción. Puede ser que un ancestro específico se presente con mayor claridad o que una sensación fuerte surja al pensar en determinada persona o situación. Preste atención a las emociones que acompañan estas imágenes. ¿Hay tristeza, culpa, miedo o resentimiento? ¿O tal vez un sentimiento de exclusión o repetición? Haga preguntas internas para profundizar esta investigación: "¿Existe un patrón de sufrimiento transmitido por generaciones?", "¿Hay algo no resuelto que se manifiesta en mi vida de manera inconsciente?", "¿Estoy cargando un peso que no me pertenece?" Si está ayudando a otra persona, anímela a expresar libremente las sensaciones que surgen, sin miedo ni juicio. Este es un momento de acogida y reconocimiento de lo que necesita ser curado.

La verdadera curación ocurre cuando somos capaces de aceptar y honrar el pasado sin resistencia ni culpa. Para ello, visualice a cada ancestro envuelto en una luz dorada, representando el reconocimiento y la gratidão por su historia. Independientemente de lo que hayan vivido o de las dificultades que puedan haber enfrentado, ellos forman parte de su linaje y contribuyeron para que usted estuviera aquí hoy. Si hay sentimientos de dolor o resentimiento en relación a alguien, respire profundamente e, internamente, repita las palabras: "Yo te veo, reconozco tu historia y honro tu camino. Ahora yo elijo seguir mi propio destino, libre de cualquier peso que no me pertenece." Estas palabras ayudan a reorganizar la energía y a traer entendimiento. Si está conduciendo a otra persona, anímela a decir frases similares, permitiendo que la curación ocurra de forma natural y espontánea.

Después de este reconocimiento, es esencial liberar los enredos energéticos que puedan estar causando bloqueios. Imagine que existen hilos sutiles conectándolo a los miembros de su familia que influyen en esta cuestión. Estos hilos pueden representar lealtades inconscientes, creencias limitantes o dolores transmitidos de generación en generación. Ahora, visualice una luz violeta envolviendo estos hilos, disolviendo cualquier energía densa y transformándola en aprendizaje y amor. Si siente un peso sobre los hombros o una sensación de aprisionamiento, respire hondo y afirme mentalmente: "Yo devuelvo con amor lo que no me pertenece y sigo mi camino en libertad." Esta práctica ayuda en la restauración del equilibrio, permitiendo que cada uno ocupe su debido lugar en la estructura familiar. Si está conduciendo a otra persona, guíela en esta visualización y anímela a repetir las afirmaciones de liberación.

Con los lazos energéticos reorganizados, es hora de armonizar e integrar los cambios que ocurrieron. Visualice una luz dorada descendiendo desde lo alto y llenando todo su campo energético, trayendo paz, equilibrio y protección. Esta luz se expande, envolviendo también a los miembros de su familia, permitiendo que cada uno esté en su lugar con respeto y amor. Sienta esta armonía instalarse dentro de usted. Exprese gratitud por este proceso, por el aprendizaje adquirido y por la oportunidad de transformación. Si está conduciendo a alguien, sugiera que también agradezca y perciba cómo se siente después de la práctica.

Para finalizar la constelación, es importante cerrar el proceso de forma consciente y proteger su campo energético. Respire profundamente tres veces, sintiéndose completamente presente en el aquí y ahora. Visualícese envuelto por una esfera de luz blanca protectora, asegurando que toda la energía reorganizada permanezca estable y fortalecida. Si condujo esta experiencia para otra persona, oriéntela a hacer lo mismo y pídale que comparta sus percepciones, pues esto ayuda en la asimilación del aprendizaje.

Esta práctica puede ser repetida siempre que sienta necesidad de fortalecer los lazos energéticos y traer más equilibrio a su vida. Las Constelaciones Familiares, cuando se aplican con conciencia y respeto, promueven una curación profunda, permitiendo que cada individuo asuma su verdadero lugar en el sistema familiar y viva con más ligereza y plenitud. Las Constelaciones Familiares promueven una curación profunda de las relaciones y de los patrones heredados, permitiendo que cada individuo asuma su verdadero lugar en el sistema familiar. Esta práctica puede ser repetida siempre que sea necesario para fortalecer los lazos energéticos y traer más equilibrio a la vida personal y espiritual.

12: Meditación

La meditación es una herramienta poderosa para calmar la mente, equilibrar las emociones y conectar con la sabiduría interior. Los Arcturianos utilizan esta práctica para ayudar en la armonización energética, el despertar de la conciencia y la expansión espiritual. A través de la meditación, es posible acceder a estados elevados de percepción y recibir insights profundos sobre el viaje del alma. Para aplicarla en ti mismo o guiarla para otra persona, sigue el paso a paso a continuación.

Antes de iniciar la meditación, es esencial crear un ambiente adecuado que favorezca la relajación y la conexión interior. Escoge un lugar tranquilo, donde no haya interrupciones o ruidos que puedan distraer la mente. Si es posible, utiliza elementos que ayuden a crear una atmósfera serena, como velas, inciensos o música suave de fondo. Asegúrate de que la temperatura del ambiente sea confortable, permitiendo que tu cuerpo permanezca relajado durante toda la práctica.

La posición del cuerpo también desempeña un papel importante en la experiencia meditativa. Puedes optar por sentarte con la columna erguida, en una postura cómoda, garantizando que la respiración fluya libremente. Si prefieres, puedes acostarte, siempre que mantengas un estado de alerta para no dormirte durante la práctica. Al encontrar una posición agradable, cierra los ojos suavemente y lleva tu atención a la respiración. Inspira profundamente, visualizando la entrada de una luz suave y revitalizante, y expira lentamente, liberando cualquier tensión o preocupación acumulada en el cuerpo. Repite este proceso algunas veces, permitiendo que cada expiración disuelva las tensiones y profundice tu estado de relajación.

Ahora, dirige tu atención a la intención de la meditación. Establecer un propósito claro ayudará a potenciar los efectos de la práctica. Pregúntate a ti mismo: ¿cuál es el objetivo de esta meditación? ¿Deseas alcanzar la relajación, fortalecer tu conexión espiritual, promover la curación o expandir tu conciencia? Si hay alguna duda específica en tu mente, formúlala de manera clara, permitiendo que la meditación te traiga insights intuitivos. Para fortalecer esta intención, visualiza un haz de luz dorada descendiendo desde lo alto y envolviendo todo tu cuerpo. Siente esta luz llenando cada célula, preparándote energéticamente para la experiencia que está por venir.

La respiración es el ancla que estabiliza la mente y calma las emociones, permitiéndote entrar en un estado más profundo de meditación. Comienza inspirando lentamente por la nariz, expandiendo el abdomen a medida que el aire entra. Aguanta esta respiración por algunos instantes, sintiendo la energía esparcirse por tu cuerpo, y luego expira suavemente por la boca, liberando cualquier tensión residual. Continúa este ciclo por algunos minutos, prestando atención al flujo natural del aire. Cada inspiración trae una renovación energética, y cada expiración libera cualquier bloqueo que pueda estar presente. Deja que tu mente se ajuste naturalmente a este ritmo, permitiendo que los pensamientos se disuelvan poco a poco, sin prisa.

En este momento, ábrete a la conexión con la energía Arcturiana. Los Arcturianos irradian frecuencias elevadas de amor, curación y sabiduría, auxiliando en la expansión de la conciencia. Para sintonizar esta energía, visualiza encima de tu cabeza una esfera de luz azul-violeta brillante. Esta esfera representa el contacto con los planos superiores, un canal de comunicación con los seres de alta vibración. Imagina esta luz descendiendo lentamente, tocando la parte superior de tu cabeza y expandiéndose suavemente por todo tu cuerpo. Siente esta energía llenando cada parte de tu ser, promoviendo equilibrio, armonía y bienestar. Si estás guiando a otra persona en este proceso, guíala para que visualice esta luz fluyendo y envolviendo su cuerpo, trayendo una sensación profunda de acogida y serenidad.

A medida que la mente se calma y se expande, percepciones más sutiles comienzan a emerger. Permítete entrar en este estado de receptividad, donde los insights surgen naturalmente. Si pensamientos o imágenes vienen a la mente, obsérvalos sin juicio, como si fueran nubes pasando en el cielo. En caso de haber formulado una pregunta al inicio de la práctica, mantente abierto para recibir respuestas intuitivas. Estas pueden venir como sensaciones, imágenes simbólicas o simples certezas interiores. No fuerces nada, solo confía en el flujo natural de la experiencia. Este es un momento de entrega, donde la conciencia se alinea con frecuencias más elevadas, permitiendo una comprensión más profunda del viaje del alma.

Cuando sientas que la meditación está llegando a su fin, es importante anclar la energía recibida e integrarla a tu estado consciente. Trae suavemente la atención de vuelta al cuerpo, sintiendo la presencia física y el contacto con el ambiente a tu alrededor. Respira profundamente algunas veces, moviendo levemente los dedos de las manos y de los pies. Para sellar esta energía, visualiza una luz dorada envolviendo todo tu cuerpo, como un manto protector que mantiene las vibraciones elevadas. Si lo deseas, toma un momento para registrar tus percepciones e insights en un cuaderno, asegurando que puedas revisitarlos posteriormente y reflexionar sobre tu experiencia.

Por último, recuerda que la meditación no se restringe solo a momentos específicos de práctica, sino que puede ser integrada a tu vida cotidiana. Reservar algunos minutos del día para esta conexión fortalecerá los beneficios de la meditación a lo largo del tiempo. Incluso en medio de las actividades diarias, puedes utilizar técnicas de respiración consciente para mantener el equilibrio emocional y la claridad mental. Con el tiempo, percibirás cambios sutiles, como una mayor serenidad, intuición agudizada y una conexión más profunda con la energía universal. Al convertir la meditación en un hábito constante, abrirás caminos para un viaje interior rico en autoconocimiento, curación y expansión espiritual.

La meditación es un portal para la autoconciencia y la conexión con dimensiones superiores. Practicarla regularmente fortalece la armonía interna, promueve la claridad mental y profundiza el vínculo con la energía universal.

13: Visualización Creativa

La visualización creativa es una técnica poderosa utilizada por los Arcturianos para reprogramar la mente, manifestar la curación y crear realidades alineadas con el bienestar y la expansión espiritual. A través de la creación de imágenes mentales conscientes, es posible transformar patrones negativos y fortalecer estados de equilibrio y armonía. Esta práctica puede ser aplicada tanto para la curación individual como para auxiliar a otras personas. Sigue el paso a paso a continuación para utilizarla de forma eficaz.

Antes de iniciar la práctica de la visualización creativa, es esencial preparar el cuerpo y la mente para un estado receptivo. Escoge un ambiente tranquilo, donde puedas relajarte sin interrupciones externas. Puede ser un cuarto silencioso, un jardín sereno o cualquier espacio donde te sientas cómodo y protegido. Siéntate o acuéstate de manera relajada, permitiendo que tu cuerpo se acomode sin tensiones. Cierra los ojos suavemente para facilitar la concentración y comienza a respirar profundamente. Al inspirar, visualiza una luz dorada llenando tus pulmones, trayendo energía y serenidad. Al expirar, imagínate liberando toda tensión acumulada, permitiendo que cualquier preocupación o ansiedad se disuelva en el aire. Repite este proceso algunas veces hasta sentir tu cuerpo y tu mente en un estado de profundo relaxamiento.

Con la mente tranquila, dirige tu atención a la intención de la visualización. Este es un paso esencial, pues la intención es lo que orienta y fortalece todo el proceso. Define con claridad qué objetivo deseas alcanzar. Puede ser la curación de una parte específica del cuerpo, el equilibrio emocional, la liberación de bloqueos energéticos o incluso la manifestación de una realidad deseada. En caso de estar auxiliando a otra persona, pregúntale qué transformación desea vivenciar y sintonízate con esa intención. Imagina esa meta ya realizada, sintiendo en el corazón la certeza de que el cambio está en proceso. Cuanto más clara y vívida sea esta convicción, mayor será el impacto de la visualización.

Ahora, con la intención bien definida, inicia la creación de la imagen mental correspondiente. Imagina un haz de luz dorada descendiendo del cosmos y envolviendo todo tu cuerpo o el cuerpo de la persona que está siendo tratada. Esta luz es pura energía curativa, restaurando y equilibrando cada célula, cada pensamiento, cada emoción. Si estás buscando la curación de una parte específica del cuerpo, visualiza esa área siendo bañada por la luz regeneradora, que disuelve cualquier bloqueo o incomodidad. Si el foco es el equilibrio emocional, imagínate en un estado de profunda paz y alegría, como si estuvieras rodeado por un aura protectora de serenidad y armonía. Permite que esta imagen se vuelva cada vez más detallada y vívida en tu mente.

La energía emocional tiene un papel crucial en la eficacia de la visualización. Cuanto más intensamente sientas la transformación sucediendo, más rápidamente se manifestará. Trae a la superficie sentimientos de gratitud, amor y alegría, pues estas emociones potencializan la energía del proceso. Imagina la luz expandiéndose, fluyendo en todas las direcciones y disolviendo cualquier vestigio de resistencia o limitación. Siente el alivio, la renovación y la armonía llenando tu ser por completo. Este es el momento de permitir que la energía fluya libremente, consolidando la curación o la transformación deseada.

Para garantizar que la visualización se convierta en parte de la realidad, es fundamental anclarla en el campo energético. Visualiza la imagen creada siendo envuelta por un escudo de luz brillante, como una protección que sella la transformación realizada. Refuerza este anclaje utilizando afirmaciones positivas. Repite mentalmente frases como: "Estoy completamente curado y en perfecta armonía" o "La transformación que deseo ya se está manifestando en mi vida". Permítete sentir la verdad de estas palabras, incorporándolas a tu ser como parte de tu nueva realidad. Cuanto más profundamente esta convicción sea absorbida, más duradero será el efecto de la visualización.

Al concluir la práctica, es importante retornar al estado consciente de manera suave e integrada. Respira profundamente algunas veces, sintiendo tu cuerpo en el momento presente. Mueve los dedos de las manos y de los pies, trayendo gradualmente tu atención de vuelta al ambiente a tu alrededor. Abre los ojos lentamente, permitiendo que la sensación de bienestar y equilibrio se establezca completamente. Si lo deseas, anota tus percepciones en un diario, registrando tus experiencias y progresos a lo largo del tiempo. Este hábito puede ayudar a acompañar la evolución de la práctica y fortalecer aún más tu conexión con la visualización creativa.

La repetición de esta técnica es esencial para consolidar los efectos deseados. Practica diariamente, dedicando al menos algunos minutos para reforzar la imagen mental y la energía generada. Siempre que sientas dudas o inseguridad, regresa a la visualización para realinear tu vibración y fortalecer tu intención. Además, comparte esta práctica con otras personas que buscan equilibrio y curación, ayudándolas a transformar sus realidades y expandir su propio campo energético.

La visualización creativa es un puente poderoso entre el campo energético y la realidad manifestada. Cuanto más sea practicada, más fácilmente el cuerpo, la mente y el alma se alinean con la vibración deseada, permitiendo que la curación y la transformación ocurran de manera natural y armoniosa.

La visualización creativa es un puente entre el campo energético y la realidad manifestada. Cuanto más sea practicada, más fácilmente el cuerpo, la mente y el alma se alinean con la vibración deseada, permitiendo que la curación y la transformación ocurran de forma natural.

14: Afirmaciones y Decretos

Las afirmaciones y los decretos son herramientas poderosas utilizadas por los Arcturianos para reprogramar la mente subconsciente, reemplazando las creencias limitantes por pensamientos positivos y empoderadores. Cuando se repiten con intención y sentimiento, estas palabras crean nuevas conexiones neuronales, alineando al ser con una vibración más elevada de sanación y transformación. Para utilizar esta técnica de forma eficaz, siga los pasos a continuación.

Antes de iniciar el proceso de afirmaciones y decretos, es fundamental establecer una base sólida, comenzando con la definición clara de la intención y el propósito. Pregúntese con sinceridad: "¿Qué deseo transformar en mi vida?" o "¿Qué patrón mental necesito modificar?". Esta reflexión inicial ayudará a dirigir la práctica hacia un objetivo específico y significativo. Si está ayudando a otra persona, anímela a definir un enfoque, como la sanación, la autoestima o la abundancia, permitiendo que la intención se moldee de forma personal y auténtica. La claridad es esencial para que las afirmaciones tengan un impacto real y profundo, pues la energía sigue a la intención.

Tras establecer el propósito, llega el momento de elegir y crear las afirmaciones o decretos adecuados. La formulación de estas frases debe hacerse de manera positiva y en presente, como si la realidad deseada ya estuviera sucediendo. La mente subconsciente no reconoce negaciones, por lo tanto, en lugar de decir "No estoy más enfermo", la mejor alternativa es "Estoy sano y lleno de vitalidad". Al crear afirmaciones, opte por frases cortas, directas y cargadas de poder energético, como:

"Mi energía está equilibrada y armoniosa".

"Estoy en perfecta salud física, emocional y espiritual".

"Con cada respiración, mi vitalidad aumenta".

En caso de que esté guiando a otra persona en este proceso, personalice las afirmaciones de acuerdo con las necesidades y desafíos específicos de ella. De esta forma, la práctica se vuelve aún más eficaz y significativa.

La repetición de las afirmaciones debe hacerse con emoción y convicción, pues la fuerza de las palabras está directamente ligada al sentimiento que las acompaña. Al repetir las frases, ya sea en voz alta o mentalmente, involúcrese con la emoción de aquello que está afirmando. Imagínese viviendo la realidad expresada por esas palabras, como si el deseo ya estuviera concretado. Esta visualización potencializa la reprogramación de la mente subconsciente y crea nuevas conexiones neuronales alineadas con la transformación deseada.

Una técnica poderosa para reforzar esta práctica es el uso del espejo. Al mirar directamente a los propios ojos y afirmar las frases con convicción, la autoconfianza y el poder personal se intensifican. Este ejercicio simple, pero profundo, ayuda a disolver bloqueos internos y a fortalecer creencias positivas.

Para que la práctica tenga un impacto duradero, es esencial integrarla al día a día. Las afirmaciones deben formar parte de la rutina diaria, siendo repetidas al despertar y antes de dormir, momentos en los que la mente está más receptiva a nuevas informaciones. Además, escribir las frases y colocarlas en lugares estratégicos, como el espejo del baño, la pantalla del celular o un cuaderno de anotaciones, ayuda a mantener la mente conectada a estos nuevos patrones de pensamiento.

Otra manera eficaz de potencializar los efectos de las afirmaciones es asociarlas a prácticas energéticas, como la meditación o la respiración consciente. Durante un momento de introspección, respirar profundamente y repetir las frases permite que la energía fluya de manera más intensa, facilitando la absorción de los mensajes por el subconsciente.

Los decretos son una herramienta aún más poderosa para la reprogramación profunda. A diferencia de las afirmaciones, los decretos poseen una fuerza intensificada, siendo utilizados para crear cambios rápidos en el campo vibracional. Al realizar un decreto, la voz debe ser firme y llena de autoridad, cargada de intención y certeza. La energía de la palabra se expande cuando se utilizan palabras de comando, como:

"¡YO SOY la salud perfecta y la armonía en mi cuerpo!".

"¡Por el poder de la luz divina, decreto la transformación completa de mi ser!".

"¡Que toda energía desalineada sea transmutada en amor y equilibrio, ahora!".

Si está guiando a otra persona en este proceso, anímela a pronunciar los decretos con firmeza, sintiendo la vibración de esas palabras resonando internamente. La fuerza con la que se expresa un decreto influye directamente en su capacidad de manifestación e impacto energético.

Tras cada sesión de afirmaciones y decretos, es esencial permitir la integración de la nueva frecuencia vibracional. La mejor forma de consolidar esta energía es a través del sentimiento de gratitud. Después de repetir las frases, haga una pausa y sienta la transformación sucediendo internamente. Exprese gratitud al universo, a los Arcturianos, a su Yo Superior o a la fuerza mayor en la que cree, reconociendo que el cambio ya ha comenzado a manifestarse. Este gesto simple fortalece la conexión con el nuevo patrón energético y amplía los efectos de la práctica.

La continuidad de esta práctica es fundamental para que los resultados sean consistentes y duraderos. La reprogramación mental sucede con la repetición diaria de las afirmaciones, y lo ideal es mantenerlas por al menos 21 días, período necesario para que se establezcan nuevos patrones neuronales. Durante este tiempo, ajuste las frases conforme sienta necesidad, observando cómo su mente y su energía evolucionan.

Con el paso de los días, comenzará a percibir cambios sutiles en sus pensamientos y emociones.

Pequeñas señales indicarán que su vibración se está ajustando a la nueva realidad que desea crear. A medida que su mente se alinea con frecuencias más elevadas, su realidad externa comenzará a reflejar estos cambios, trayendo más equilibrio, fuerza interior y bienestar pleno.

Las afirmaciones y los decretos son herramientas poderosas de manifestación y sanación, pues moldean la percepción de la realidad y elevan la vibración del ser. Cuanto más se practiquen con intención y emoción, más profundamente actuarán en el campo energético, promoviendo equilibrio, fuerza interior y bienestar pleno.

Parte 2

15: Los Cristales Arcturianos

Ahora que comprendemos los fundamentos de la sanación multidimensional arcturiana, es esencial profundizar en la relación entre esta poderosa técnica y la energía de los cristales. Los Arcturianos utilizan cristales como amplificadores vibracionales, instrumentos que auxilian en la sintonización con frecuencias superiores y en la realineación energética. Mediante su elevada resonancia, los cristales facilitan la conexión con dimensiones más sutiles, permitiendo que la energía curativa actúe de manera aún más profunda y eficaz. Vamos a explorar cómo estas herramientas energéticas pueden potencializar la transformación y la armonización del ser, trayendo equilibrio y expansión para aquellos que buscan la sanación en niveles interdimensionales.

Los cristales son herramientas poderosas de sanación, utilizadas por los Arcturianos desde hace milenios para amplificar energías, armonizar los cuerpos sutiles y promover el bienestar integral.

Los cristales son estructuras sólidas que se forman naturalmente en la corteza terrestre, resultado de procesos geológicos que combinan presión, temperatura y elementos químicos específicos. Cada cristal posee una estructura molecular única que determina sus propiedades energéticas y vibracionales.

Los Arcturianos, con su avanzada tecnología, cultivan cristales en Arcturus, potencializando sus propiedades curativas y programándolos con frecuencias específicas para diferentes finalidades terapéuticas. Estos cristales, conocidos como cristales Arcturianos, poseen una vibración elevada y una pureza energética que los convierte en herramientas excepcionales para la sanación multidimensional.

Los cristales Arcturianos poseen propiedades únicas que los convierten en amplificadores de energía altamente eficaces. Su estructura vibracional refinada permite que actúen de manera intensificada en la armonización del campo energético, elevando la frecuencia de los ambientes y de los seres con los que entran en contacto. Cuando se utilizan correctamente, estos cristales no solo intensifican las energías de sanación, meditación y protección, sino que también sirven como conductores poderosos, direccionando flujos energéticos de manera precisa para promover el equilibrio y la restauración.

Además de amplificadores, los cristales Arcturianos son excelentes conductores de energía. Facilitan el paso de la energía vital por los cuerpos sutiles, promoviendo desbloqueos energéticos y restaurando la armonía del ser. Este proceso puede ser aplicado tanto para el propio bienestar como para auxiliar a otras personas en la búsqueda del equilibrio. Para obtener el máximo beneficio de esta poderosa herramienta, es esencial conocer y aplicar correctamente los cristales Arcturianos, garantizando que su energía sea utilizada de forma consciente y eficaz.

Si el objetivo es utilizar los cristales para autoterapia, el primer paso es la elección del cristal adecuado para la necesidad específica. El Cristal Arcturiano Verde, por ejemplo, es ampliamente utilizado para promover la sanación física, mientras que el Cristal Arcturiano Azul auxilia en la relajación y el equilibrio emocional. Tras seleccionar el cristal, es importante preparar el ambiente de forma que se cree un espacio armonioso y tranquilo, donde sea posible tumbarse o sentarse cómodamente sin interrupciones. Este espacio debe ser purificado y estar en sintonía con la intención del trabajo energético.

Antes de iniciar la práctica, se recomienda activar el cristal. Para ello, sosténgalo entre las manos, cierre los ojos y respire profundamente algunas veces. Durante este proceso, concéntrese en la energía del cristal y dirija mentalmente su intención, solicitando que conduzca la energía curativa hacia donde sea necesario. A continuación, posicione el cristal directamente sobre el área del cuerpo que precisa sanación o equilibrio. Si el bloqueo es emocional, se indica colocarlo sobre el chakra cardíaco, localizado en el centro del pecho. Para dolores físicos o malestares específicos, el cristal debe ser aplicado directamente en la región afectada.

Una vez posicionado, es esencial visualizar el flujo energético sucediendo de forma activa. Imagine una luz radiante emanando del cristal y penetrando suavemente en el cuerpo, disolviendo bloqueos y restaurando el equilibrio. Este proceso puede ser intensificado a través de la respiración consciente, inhalando profundamente y permitiendo que la energía fluya de manera más eficaz. El cristal debe permanecer en el lugar por un período mínimo de 10 a 15 minutos. Durante este tiempo, es recomendable mantener la atención puesta en las sensaciones físicas y emocionales, permitiendo que la energía se ajuste de manera natural.

Al finalizar el proceso, es importante expresar gratitud por la sanación recibida. Retire el cristal del cuerpo y sosténgalo nuevamente entre las manos, reconociendo su contribución energética. Si lo desea, el cristal puede ser lavado con agua corriente o expuesto a la luz del sol durante algunos minutos para revitalizarlo antes del próximo uso. Este pequeño ritual de cierre refuerza la conexión con la energía del cristal y potencializa su efecto para futuras aplicaciones.

Además de la autoterapia, los cristales Arcturianos también pueden ser utilizados para conducir energía curativa a otras personas. En este caso, es fundamental seguir un protocolo adecuado para garantizar que la energía sea transferida de forma segura y eficaz. El primer paso es la elección del cristal apropiado para la necesidad de la persona que recibirá la sesión. Tras la selección, el cristal debe ser limpiado y energizado, garantizando que esté libre de cualquier influencia anterior.

Antes de iniciar el proceso, es esencial pedir permiso a la persona que recibirá la energía. La apertura y el consentimiento de ella son fundamentales para que la sanación ocurra de manera fluida y sin resistencia. Una vez autorizado, la persona debe ser orientada a tumbarse o sentarse cómodamente y respirar profundamente para relajarse. Esto facilita la receptividad a la energía curativa.

El próximo paso es la activación del cristal. Sosteniéndolo entre las manos, se debe mentalizar la intención de dirigir la energía de sanación a la persona. Con el cristal debidamente activado, puede ser posicionado sobre el área del cuerpo que necesita equilibrio o movido suavemente a lo largo de los chakras y regiones afectadas. Durante este proceso, es importante visualizar la energía fluyendo del cristal al cuerpo de la persona, disolviendo bloqueos y restaurando el equilibrio.

Tras 10 a 15 minutos, el cristal debe ser retirado y la persona puede ser invitada a compartir sus percepciones sobre el proceso. Para concluir la sesión, se expresa gratitud por la energía recibida y, posteriormente, el cristal debe ser purificado antes de ser utilizado nuevamente. Esta etapa final garantiza que el cristal esté listo para futuras aplicaciones, sin residuos energéticos de la sesión anterior.

La limpieza y el mantenimiento energético de los cristales Arcturianos son fundamentales para preservar su eficacia. Con el tiempo, los cristales pueden acumular energías densas, volviéndose menos eficientes. Por ello, es recomendable limpiarlos regularmente utilizando métodos adecuados a su composición y propiedades.

Una de las formas más simples de purificación es la limpieza con agua corriente. Este método consiste en sostener el cristal bajo agua filtrada o de manantial mientras se mentaliza la disolución de cualquier energía indeseada. Para potencializar la limpieza, puede afirmarse mentalmente que el cristal está siendo restaurado a su vibración original. Sin embargo, es importante verificar si el cristal elegido puede ser mojado, pues algunos son sensibles al agua.

Otra técnica eficaz es la limpieza con sal gruesa o sal rosa del Himalaya. Para ello, basta con llenar un recipiente con sal y enterrar el cristal en él durante algunas horas o toda la noche. Al final del proceso, los residuos de sal deben ser retirados con un paño seco o un pincel suave. Este método, sin embargo, no es indicado para cristales muy porosos, que pueden sufrir daños estructurales.

La defumación con hierbas también es una excelente opción para la purificación. Utilizando hierbas como salvia blanca, romero o palo santo, se produce un humo que debe pasarse alrededor del cristal durante algunos minutos. Durante este proceso, se visualiza la eliminación de cualquier energía densa, restaurando la vibración natural del cristal.

Además, la energización mediante la luz solar o lunar puede ser extremadamente beneficiosa. Para cristales que necesitan energización intensa, se recomienda dejarlos expuestos a la luz del sol de 1 a 2 horas. Para una purificación más sutil y espiritual, la exposición a la luz de la luna llena durante toda la noche es una excelente elección. Sin embargo, los cristales de colores deben ser protegidos de la luz solar directa, ya que pueden perder su tonalidad original.

Por último, existe la posibilidad de utilizar otras piedras para la limpieza. La amatista y la selenita son conocidas por su capacidad de purificación energética y pueden ser utilizadas para este fin. Basta con colocar el cristal sobre una drusa de estas piedras y dejarlo reposar durante algunas horas o durante la noche.

Independientemente del método elegido, la purificación de los cristales debe realizarse regularmente para garantizar que su energía esté siempre vibrante y lista para auxiliar en los procesos de sanación y armonización. De esta forma, los cristales Arcturianos permanecerán como herramientas poderosas para la elevación espiritual y el equilibrio energético.

Este método puede ser repetido siempre que sea necesario para promover el flujo energético saludable en el cuerpo y en los campos sutiles.

16: Almacenamiento de Energía

Los cristales Arcturianos poseen la capacidad de almacenar energía, actuando como verdaderas "baterías energéticas". Esto permite que sean programados con intenciones específicas, como curación, protección, prosperidad y ascensión, emanando esa energía para el ambiente y para las personas a su alrededor.

Para almacenar energía en un cristal Arcturiano, sea para uso personal o para auxiliar a otras personas, es esencial seguir un proceso cuidadoso que envuelve elección, purificación, carga y estabilización de la energía. Ese método garantiza que el cristal se torne una fuente confiable de vibraciones específicas, listas para ser accedidas siempre que necesario.

El primer paso es elegir el cristal adecuado para la intención deseada. Los cristales Arcturianos poseen diferentes frecuencias energéticas, cada una sintonizada con propósitos distintos. El cristal Arcturiano verde, por ejemplo, es ideal para promover curación física y regeneración, siendo especialmente útil para momentos de convalecencia o fortalecimiento del cuerpo. Ya el cristal Arcturiano rosa actúa en el campo emocional, auxiliando en el amor propio y en la curación de heridas emocionales, siendo indicado para aquellos que buscan equilibrio sentimental y autovaloración. Si la intención es prosperidad y manifestación de abundancia, el cristal Arcturiano dorado es la elección correcta, pues potencializa la atracción de oportunidades y riqueza. Para quien desea mejorar la comunicación y alcanzar mayor equilibrio energético, el cristal Arcturiano azul es recomendado, pues resuena con la claridad de expresión y armonía vibracional. Por fin, el cristal Arcturiano violeta es poderoso para purificación y conexión espiritual, siendo ideal para prácticas meditativas y elevación de consciencia.

Una vez elegido el cristal apropiado, el próximo paso es purificarlo. Ese proceso es fundamental para eliminar cualquier energía preexistente que pueda interferir en la programación deseada. Existen diversas formas de purificación, y la elección del método depende de las preferencias y de los recursos disponibles. Una opción eficaz es lavar el cristal en agua corriente, visualizando cualquier energía indeseada siendo llevada por el agua. Otra alternativa es utilizar el humo de hierbas sagradas, como salvia, romero o palo santo, permitiendo que el humo envuelva completamente el cristal mientras se mentaliza su limpieza energética. La luz lunar también es un método poderoso, especialmente si el cristal es dejado bajo la luz de la luna llena durante la noche, absorbiendo su energía purificadora.

Con el cristal debidamente limpio, es hora de energizarlo con la intención deseada. Para eso, sosténgalo entre las manos y respire profundamente algunas veces, buscando entrar en un estado de concentración y conexión con su propia energía. Cierre los ojos y visualice una luz intensa fluyendo de sus manos para el cristal, llenándolo con la vibración correspondiente a la intención que desea almacenar. Esa luz puede asumir diferentes colores, dependiendo del propósito: verde para curación, rosa para amor, dorado para prosperidad, azul para equilibrio y violeta para purificación espiritual. Durante ese proceso, se puede potencializar la programación del cristal al repetir mentalmente una afirmación, como: "Este cristal está cargado con energía de curación y restauración." Esa práctica refuerza la intención y ancla la vibración dentro del cristal.

Además de la visualización y de la afirmación, hay métodos alternativos de programación que pueden ser utilizados para intensificar la conexión con el cristal. Una de esas opciones es dibujar símbolos energéticos sobre su superficie con el dedo, imprimiendo en ellos un significado específico. Otra posibilidad es susurrar palabras de intención directamente para el cristal, permitiendo que él absorba la vibración sonora del mensaje. Mantras o cánticos también pueden ser utilizados para amplificar el efecto energético, especialmente si son entonados en resonancia con la vibración del propósito deseado.

Tras la energización, es esencial permitir que el cristal descanse para absorber completamente la energía programada. Para eso, elija un local sagrado, como un altar o un espacio especial dentro de casa, y posicione el cristal allí. Si desea, puede encender una vela próxima a él, simbolizando la activación de su potencial energético. El cristal debe permanecer en ese local por algunas horas o, preferiblemente, durante toda la noche, para garantizar que la energía se estabilice y se fije de manera armoniosa dentro de su estructura cristalina.

Una vez cargado, el cristal puede ser utilizado de diferentes formas para acceder a su energía almacenada siempre que necesario. Una manera simple y eficaz es sostenerlo entre las manos en momentos de necesidad, permitiendo que su vibración envuelva el cuerpo y la mente. Si desea dirigir la energía para un punto específico, basta colocar el cristal sobre el chakra correspondiente, facilitando la transferencia energética para esa región. Otra opción es posicionar el cristal en un ambiente, donde él irradiará su frecuencia vibracional para el espacio alrededor, armonizando y protegiendo el local. Además, el cristal puede ser compartido con otra persona, permitiéndole que lo sostenga por algunos instantes para absorber la energía contenida en él.

Siguiendo ese proceso, los cristales Arcturianos se tornan herramientas poderosas de almacenamiento energético, listas para ser activadas siempre que necesario, ofreciendo curación, protección, equilibrio y elevación vibracional conforme la intención programada.

Con esa técnica, los cristales Arcturianos se tornan herramientas poderosas de energía disponible bajo demanda.

17: Elevación de la Vibración

Los cristales Arcturianos vibran en frecuencias elevadas, auxiliando en la elevación de la vibración del ambiente y de las personas. Ese proceso facilita la conexión con dimensiones superiores, el despertar de la consciencia y la curación espiritual.

Para almacenar energía en un cristal Arcturiano, sea para uso personal o para auxiliar a otras personas, es esencial seguir un proceso cuidadoso que envuelve elección, purificación, carga y estabilización de la energía. Ese método garantiza que el cristal se torne una fuente confiable de vibraciones específicas, listas para ser accedidas siempre que necesario.

El primer paso es elegir el cristal adecuado para la intención deseada. Los cristales Arcturianos poseen diferentes frecuencias energéticas, cada una sintonizada con propósitos distintos. El cristal Arcturiano verde, por ejemplo, es ideal para promover curación física y regeneración, siendo especialmente útil para momentos de convalecencia o fortalecimiento del cuerpo. Ya el cristal Arcturiano rosa actúa en el campo emocional, auxiliando en el amor propio y en la curación de heridas emocionales, siendo indicado para aquellos que buscan equilibrio sentimental y autovaloración. Si la intención es prosperidad y manifestación de abundancia, el cristal

Arcturiano dorado es la elección correcta, pues potencializa la atracción de oportunidades y riqueza. Para quien desea mejorar la comunicación y alcanzar mayor equilibrio energético, el cristal Arcturiano azul es recomendado, pues resuena con la claridad de expresión y armonía vibracional. Por fin, el cristal Arcturiano violeta es poderoso para purificación y conexión espiritual, siendo ideal para prácticas meditativas y elevación de consciencia.

Una vez elegido el cristal apropiado, el próximo paso es purificarlo. Ese proceso es fundamental para eliminar cualquier energía preexistente que pueda interferir en la programación deseada. Existen diversas formas de purificación, y la elección del método depende de las preferencias y de los recursos disponibles. Una opción eficaz es lavar el cristal en agua corriente, visualizando cualquier energía indeseada siendo llevada por el agua. Otra alternativa es utilizar el humo de hierbas sagradas, como salvia, romero o palo santo, permitiendo que el humo envuelva completamente el cristal mientras se mentaliza su limpieza energética. La luz lunar también es un método poderoso, especialmente si el cristal es dejado bajo la luz de la luna llena durante la noche, absorbiendo su energía purificadora.

Con el cristal debidamente limpio, es hora de energizarlo con la intención deseada. Para eso, sosténgalo entre las manos y respire profundamente algunas veces, buscando entrar en un estado de concentración y conexión con su propia energía. Cierre los ojos y visualice una luz intensa fluyendo de sus manos para el cristal, llenándolo con la vibración correspondiente a la intención que desea almacenar. Esa luz puede asumir diferentes colores, dependiendo del propósito: verde para curación, rosa para amor, dorado para prosperidad, azul para equilibrio y violeta para purificación espiritual. Durante ese proceso, se puede potencializar la programación del cristal al repetir mentalmente una afirmación, como: "Este cristal está cargado con energía de curación y restauración." Esa práctica refuerza la intención y ancla la vibración dentro del cristal.

Además de la visualización y de la afirmación, hay métodos alternativos de programación que pueden ser utilizados para intensificar la conexión con el cristal. Una de esas opciones es dibujar símbolos energéticos sobre su superficie con el dedo, imprimiendo en ellos un significado específico. Otra posibilidad es susurrar palabras de intención directamente para el cristal, permitiendo que él absorba la vibración sonora del mensaje. Mantras o cánticos también pueden ser utilizados para amplificar el efecto energético, especialmente si son entonados en resonancia con la vibración del propósito deseado.

Tras la energización, es esencial permitir que el cristal descanse para absorber completamente la energía programada. Para eso, elija un local sagrado, como un altar o un espacio especial dentro de casa, y posicione el cristal allí. Si desea, puede encender una vela próxima a él, simbolizando la activación de su potencial energético. El cristal debe permanecer en ese local por algunas horas o, preferiblemente, durante toda la noche, para garantizar que la energía se estabilice y se fije de manera armoniosa dentro de su estructura cristalina.

Una vez cargado, el cristal puede ser utilizado de diferentes formas para acceder a su energía almacenada siempre que necesario. Una manera simple y eficaz es sostenerlo entre las manos en momentos de necesidad, permitiendo que su vibración envuelva el cuerpo y la mente. Si desea dirigir la energía para un punto específico, basta colocar el cristal sobre el chakra correspondiente, facilitando la transferencia energética para esa región. Otra opción es posicionar el cristal en un ambiente, donde él irradiará su frecuencia vibracional para el espacio alrededor, armonizando y protegiendo el local. Además, el cristal puede ser compartido con otra persona, permitiéndole que lo sostenga por algunos instantes para absorber la energía contenida en él.

Siguiendo ese proceso, los cristales Arcturianos se tornan herramientas poderosas de almacenamiento energético, listas para ser activadas siempre que necesario, ofreciendo curación, protección, equilibrio y elevación vibracional conforme la intención programada.

Con esa técnica, los cristales Arcturianos ayudan a elevar la vibración y promover estados superiores de consciencia.

18: Purificación Energética

Los cristales Arcturianos poseen la capacidad de transmutar energías densas y negativas en energías sutiles y positivas. Pueden ser utilizados para limpiar el aura, los chakras y los ambientes, creando un campo energético armonioso y propicio a la cura.

Para aplicar la purificación energética en sí mismo, el primer paso es elegir el cristal Arcturiano más adecuado para esa finalidad. El Cristal Arcturiano Violeta es especialmente indicado para transmutar energías negativas y promover una limpieza profunda del aura. Si el objetivo es alcanzar un estado de calma y equilibrio emocional, el Cristal Arcturiano Azul será la mejor elección. El Cristal Arcturiano Blanco o Transparente es ideal para una purificación más amplia, alineando todos los chakras y restableciendo la armonía energética.

Antes de iniciar el proceso, es esencial que el cristal sea debidamente purificado para que sus energías estén limpias y listas para el uso. Para ello, se puede elegir uno de los métodos tradicionales de limpieza, como lavarlo en agua corriente, dejarlo en contacto con sal gruesa por algunas horas, pasarlo por el humo de hierbas como salvia o romero, o exponerlo a la luz de la luna durante la noche.

Después de la purificación, sostenga el cristal entre las manos y mentalice la intención clara de utilizarlo para renovar su energía, afirmando mentalmente: "Este cristal está listo para purificar mi energía".

Con el cristal preparado, encuentre un lugar tranquilo donde pueda relajarse sin interrupciones. Siéntese o acuéstese cómodamente y respire profundamente algunas veces, permitiendo que su cuerpo y mente entren en un estado de receptividad. Sostenga el cristal en una de las manos y comience a moverlo suavemente alrededor de su cuerpo, como si estuviera barriendo su aura. Inicie por la región de la cabeza y vaya descendiendo lentamente hasta los pies. Si percibe áreas de mayor tensión o bloqueo energético, mantenga el cristal en esas regiones por algunos segundos, permitiendo que actúe más profundamente.

Mientras realiza este movimiento, visualice una luz brillante saliendo del cristal - puede ser violeta o blanca - que disuelve y transmuta toda la energía densa a su alrededor. Para potencializar este efecto, repita mentalmente frases como: "Toda energía negativa está siendo disuelta y transmutada en luz". Sienta la ligereza y la renovación instalándose en su campo energético.

Después de 10 a 15 minutos, finalice el proceso colocando el cristal sobre el chakra cardíaco, localizado en el centro del pecho. Respire profundamente algunas veces, sintiendo la energía restaurada. Agradezca al cristal por la purificación realizada y guárdelo en un lugar seguro. Para complementar esta limpieza energética interna, beba un vaso de agua, auxiliando en la eliminación de toxinas y promoviendo un estado de equilibrio aún más profundo.

Cuando la intención sea aplicar la purificación en otra persona, es importante preparar el ambiente para crear un espacio armonioso y propicio al proceso. Oriente a la persona a sentarse o acostarse cómodamente en un lugar tranquilo. Para intensificar la atmósfera de relajación y facilitar la transmutación energética, se puede utilizar inciensos, música suave o velas.

Antes de iniciar, sostenga el cristal elegido e intencione que sirva como un canal de purificación para la energía de la persona. Con esta intención clara, comience a mover el cristal alrededor del cuerpo de ella, partiendo de la cabeza y descendiendo lentamente hasta los pies. Si percibe bloqueos energéticos, mantenga el cristal sobre la región afectada por más tiempo, permitiendo que su vibración actúe en la disolución de esas energías densas.

Durante el proceso, visualice la luz brillante emanando del cristal y limpiando todas las impurezas energéticas de la persona. Oriente a respirar profundamente y a entregarse al momento, permitiendo que la energía fluya libremente. Después de 10 a 15 minutos, pida que se levante despacio, observando cómo se siente tras la purificación. Recomiende beber un vaso de agua para potencializar el efecto de la limpieza y, por último, realice la purificación del cristal antes de usarlo nuevamente.

Cuando el objetivo sea purificar un ambiente, la elección del cristal y su posición estratégica dentro del espacio son pasos fundamentales. Lo ideal es colocarlo en un punto donde pueda irradiar su energía de forma amplia, como cerca de la entrada principal o en el centro del ambiente.

Para activar el poder de purificación del cristal, sosténgalo entre las manos y mentalice que está limpiando y armonizando la energía del local. Si lo desea, puede reforzar esta intención verbalizando frases como: "Este ambiente está libre de energías densas y lleno de luz y armonía".

Además del cristal, es posible potencializar la limpieza energética del espacio utilizando técnicas complementarias. Una de ellas es la defumación, que puede ser hecha con hierbas como salvia y romero. Otra opción es pasar el cristal por todos los rincones del ambiente mientras se toca una campana, un cuenco tibetano u otro instrumento de sonido vibracional, pues esas frecuencias ayudan a disipar aún más las energías estancadas.

Para mantener el ambiente siempre armonizado, se recomienda dejar el cristal posicionado en el espacio y repetir la limpieza siempre que sienta necesidad. Además, es importante recargar el cristal periódicamente, exponiéndolo a la luz solar o lunar para restaurar su energía y garantizar su eficacia continua.

Con estas prácticas, los cristales Arcturianos se convierten en aliados poderosos en la purificación energética, removiendo bloqueios, disipando vibraciones negativas y restaurando el equilibrio tanto del cuerpo como de los espacios alrededor.

Con esta técnica, los cristales Arcturianos actúan como verdaderos purificadores, removiendo bloqueios energéticos y restaurando el equilibrio.

19: Sanación Física

Los cristales Arcturianos pueden ser utilizados para tratar diversos problemas físicos, como dolores, inflamaciones, desequilibrios hormonales y enfermedades crónicas. Actúan en el cuerpo energético, promoviendo la armonización y el reequilibrio, reflejando esta mejora en el cuerpo físico.

Para que la aplicación de los cristales Arcturianos sea eficaz en la recuperación y equilibrio de la salud física, es esencial seguir un proceso cuidadoso y consciente, sea para uso personal o para auxiliar a otra persona. La interacción con estos cristales exige intención, preparación y conexión con la energía sutil que emanan.

Al utilizarlos en sí mismo, el primer paso es elegir el cristal adecuado para la necesidad específica. Si el objetivo es la regeneración celular y el alivio de dolores, el Cristal Arcturiano Verde es la mejor elección, pues actúa directamente en la renovación de los tejidos y en la disipación de malestares físicos. Caso la necesidad sea traer equilibrio y relajación, especialmente para aliviar tensiones musculares e inflamaciones, el Cristal Arcturiano Azul es indicado. El Cristal Arcturiano Dorado fortalece el sistema inmunológico y revitaliza el cuerpo como un todo, siendo excelente para momentos de cansancio extremo o cuando hay baja inmunidad.

Con el cristal elegido, es esencial purificarlo antes del uso. Para ello, existen diferentes métodos de limpieza energética que pueden ser aplicados de acuerdo con la preferencia y disponibilidad. El agua corriente es una opción simple y eficaz, permitiendo que el flujo del agua lleve cualquier energía densa acumulada. Otra alternativa es el uso de la sal gruesa, sumergiendo el cristal en un recipiente con sal seca por algunas horas para neutralizar vibraciones negativas. La defumación con hierbas, como salvia o palo santo, también es una práctica poderosa para restaurar la pureza energética de la piedra. Por último, la exposición a la luz lunar, especialmente en luna llena, permite que el cristal se recargue de energías sutiles y renovadoras.

Después de la purificación, es importante sostenerlo en las manos e intencionar que sea cargado con energía curativa, visualizando una luz brillante envolviendo la piedra y potencializando su capacidad terapéutica.

Con el cristal listo para ser utilizado, el próximo paso es identificar el área del cuerpo que necesita cura. Para ello, es recomendable un breve escaneo corporal: cierre los ojos, respire profundamente y concéntrese en percibir qué partes del cuerpo presentan dolor, tensión o cualquier incomodidad. Este momento de observación es fundamental para dirigir la energía del cristal con mayor precisión.

A continuación, se debe posicionar el cristal directamente sobre el área afectada. Si es un dolor localizado, como una tensión en el hombro o una molestia en el abdomen, basta con acostarse o sentarse cómodamente y colocar la piedra sobre esa región. En el caso de un problema más generalizado, como fatiga extrema o baja inmunidad, se recomienda posicionar el cristal sobre el chakra cardíaco (en el centro del pecho) o el plexo solar (encima del ombligo), pues estos puntos son centros energéticos esenciales para la vitalidad del cuerpo.

Con el cristal posicionado, se inicia la activación de la energía de cura. Para ello, cierre los ojos y respire profundamente, permitiéndose relajar completamente. Imagine una luz vibrante saliendo del cristal y penetrando suavemente en la piel, alcanzando capas más profundas del cuerpo y disolviendo cualquier dolor o desequilibrio. Caso desee potencializar el proceso, es posible repetir mentalmente una afirmación positiva, como: "Mi cuerpo es fuerte, saludable y está en perfecto equilibrio."

La repetición de esta intención fortalece la conexión con el cristal y dirige la energía para la restauración de la salud.

El tiempo ideal para permanecer en este proceso es de 15 a 20 minutos. Durante este período, concéntrese en las sensaciones que surgen, permitiendo que el cristal actúe naturalmente en la armonización del cuerpo. Si hay alguna incomodidad o inquietud, simplemente ajuste la posición de la piedra o relaje aún más la mente, permitiendo que la energía fluya sin resistencia.

Al final del proceso, retire el cristal y exprese gratitud por la energía recibida. Agradecer fortalece la conexión con el universo y potencializa futuras prácticas de cura. Para finalizar el tratamiento, es recomendable beber un vaso de agua, pues esto auxilia en la asimilación de las energías y promueve una sensación de renovación interna. El cristal debe ser guardado en un lugar seguro y, caso sea necesario, el proceso puede ser repetido diariamente hasta que los síntomas sean aliviados.

En el caso de aplicación en otra persona, el procedimiento sigue principios semejantes, pero con algunas adaptaciones para proporcionar una atención más completa y confortable. El primer paso es preparar el ambiente. Asegúrese de que la persona esté acostada cómodamente en un lugar tranquilo, donde pueda relajarse sin interrupciones. Crear una atmósfera agradable con música suave o el uso de aromas terapéuticos, como lavanda o hierba luisa, puede auxiliar en el proceso, facilitando la relajación y haciendo la experiencia aún más benéfica.

Así como en el uso personal, la elección del cristal debe ser hecha con base en la necesidad de la persona, y necesita ser purificado antes de la aplicación. Una vez que el cristal esté listo, se debe posicionarlo cuidadosamente sobre el área afectada o a lo largo de los chakras principales, dependiendo de la situación. Si el dolor es intenso, se puede sostener el cristal cerca del área y moverlo lentamente en círculos, ayudando a dispersar la energía acumulada y promoviendo un flujo más equilibrado.

Durante la aplicación, la energía de cura puede ser potencializada con la técnica de imposición de manos.

Para ello, posicione una mano sobre el cristal y la otra en la base de la columna de la persona, creando un flujo energético más estable y profundo. Visualice la energía fluyendo a través del cristal y llenando el cuerpo de la persona con una luz curativa. Este momento es esencial para permitir que la energía sutil de los cristales Arcturianos actúe en la restauración del equilibrio.

Después de 15 a 20 minutos, retire el cristal y observe cómo se siente la persona. Pregunte si hubo algún cambio en la sensación de dolor o incomodidad y recomiende que descanse por algunos minutos y beba agua para ayudar en la asimilación de la energía recibida.

Por último, es importante purificar el cristal nuevamente antes de guardarlo, garantizando que esté listo para futuras aplicaciones. Siguiendo este proceso con atención y respeto, los cristales Arcturianos se convierten en aliados poderosos en la búsqueda del bienestar y la armonía del cuerpo, auxiliando en la recuperación física y promoviendo un profundo equilibrio energético.

Con esta técnica, los cristales Arcturianos se convierten en poderosos aliados en la recuperación de la salud física, promoviendo bienestar y armonía.

20: Sanación Emocional

Los cristales Arcturianos ayudan en la sanación emocional, ayudando a liberar traumas, miedos y bloqueos emocionales. Promueven el equilibrio emocional, la paz interior y el desarrollo del amor propio.

Para aplicar la sanación emocional en uno mismo, el primer paso es elegir el cristal Arcturiano más adecuado para la necesidad del momento. Si el objetivo es fortalecer el amor propio y sanar traumas afectivos, el Cristal Arcturiano Rosa será el más indicado, ya que su energía trabaja directamente en el equilibrio del chakra cardíaco. Si la intención es calmar la mente y reducir la ansiedad, el Cristal Arcturiano Azul es una excelente opción, pues actúa serenando los pensamientos y proporcionando tranquilidad emocional. Para situaciones que involucran la transmutación de energías densas y liberación de sentimientos negativos, el Cristal Arcturiano Violeta será el más apropiado, ayudando a transformar patrones emocionales limitantes.

Tras elegir el cristal, es esencial purificarlo y energizarlo antes del uso. La purificación puede hacerse de diversas formas, dependiendo de tu afinidad con cada método. Uno de los más utilizados es la limpieza con agua corriente, dejando el cristal bajo el agua por algunos instantes para que las impurezas energéticas sean llevadas. Otra alternativa eficaz es la defumación con hierbas como salvia o romero, permitiendo que el humo envuelva el cristal y remueva cualquier residuo energético acumulado. Para quienes prefieren métodos más sutiles, la luz de la luna puede ser utilizada para recargar el cristal, bastando dejarlo expuesto durante la noche, especialmente en periodos de luna llena. Independientemente del método elegido, al sostener el cristal en las manos, intenta que se cargue con la energía de la sanación emocional, visualizando una luz suave llenándolo con vibraciones positivas.

Con el cristal debidamente preparado, es hora de identificar qué emoción necesita ser trabajada. Para ello, busca un ambiente tranquilo, donde puedas sentarte cómodamente y respirar profundamente. Cierra los ojos y permite que los sentimientos afloren sin resistencia, solo observándolos. Pregúntate qué emociones están presentes: puede ser tristeza, miedo, dolor, inseguridad o cualquier otra sensación que esté impactando tu equilibrio emocional. Reconocer estos sentimientos es fundamental para que el proceso de sanación pueda suceder de forma efectiva.

Después de identificar la emoción, posiciona el cristal sobre el chakra correspondiente. Si estás lidiando con un trauma o dolor emocional, coloca el cristal sobre el chakra cardíaco, localizado en el centro del pecho. Para casos de ansiedad intensa o miedos profundos, lo ideal es posicionarlo en el chakra de la garganta o en el tercer ojo, que se sitúa entre las cejas. Si el sentimiento predominante es inseguridad o inestabilidad, el cristal puede ser colocado sobre el plexo solar, ubicado un poco arriba del ombligo. Mantente cómodo y permite que el cristal actúe sobre esas energías.

La visualización es un paso importante para potenciar el efecto de la sanación emocional. Cierra los ojos e imagina una luz suave -que puede ser rosa, azul o violeta, según el color del cristal elegido- fluyendo del cristal hacia dentro de tu cuerpo. Visualiza esta luz envolviendo las áreas donde los bloqueos emocionales están almacenados, disolviendo las tensiones y restaurando la armonía interior. Si lo deseas, repite mentalmente o en voz alta una afirmación que fortalezca el proceso de sanación, como: "Libero mis dolores emocionales y permito que la sanación suceda". Esta repetición refuerza la intención y ayuda a reprogramar la mente para un estado más positivo.

Durante este proceso, permanece en estado de relajación por al menos 15 a 20 minutos, permitiendo que el cristal actúe energéticamente. Concéntrate en la respiración, sintiendo el flujo del aire entrando y saliendo, y observa cualquier cambio en las sensaciones internas. Algunas personas pueden sentir un leve calor en la región del cristal, otras pueden experimentar una sensación de alivio o incluso la liberación de emociones reprimidas. Todo esto forma parte del proceso de sanación.

Al final del tiempo determinado, retira el cristal suavemente y expresa gratitud por la sanación recibida. Un momento de reflexión puede ser valioso tras esta experiencia. Si sientes la necesidad, escribe en un diario sobre las emociones que surgieron, los insights obtenidos y cualquier percepción relevante que pueda haber emergido. Esta práctica ayuda en el autoconocimiento y permite acompañar el progreso a lo largo del tiempo. Tras el uso, guarda el cristal en un lugar especial y repite la práctica siempre que sientas la necesidad.

Cuando se trata de aplicar esta sanación emocional en otra persona, el enfoque debe ser igualmente cuidadoso y respetuoso. Primeramente, es importante preparar el ambiente de forma que la persona se sienta cómoda y relajada. Elige un lugar tranquilo y, si lo deseas, utiliza elementos que promuevan una atmósfera acogedora, como velas, inciensos o aromas suaves. Crear este ambiente contribuye a que la experiencia sea más profunda y restauradora.

Al igual que en el proceso individual, la elección del cristal debe hacerse en base a las necesidades emocionales de la persona. Tras seleccionar el cristal adecuado, debe ser purificado antes del uso, garantizando que su energía esté limpia y lista para actuar en el campo energético del otro.

Con todo preparado, pide a la persona que se tumbe y se relaje, permitiéndose entrar en un estado de receptividad.

El próximo paso es posicionar el cristal sobre el cuerpo de la persona, en el chakra correspondiente a la emoción que necesita ser tratada. Si está lidiando con dolores afectivos, el cristal puede ser colocado sobre el chakra cardíaco. Si hay bloqueos relacionados con la comunicación o expresión emocional, el chakra de la garganta será el punto ideal. Para cuestiones relacionadas con la intuición y la claridad mental, el tercer ojo puede ser el foco del trabajo energético.

Para activar la energía de sanación, posiciona tus manos encima del cristal y visualiza una luz suave fluyendo a través de él, irradiándose hacia el campo energético de la persona. Oriéntala a respirar profundamente, inspirando calma y serenidad y espirando cualquier tensión o emoción negativa. Si se siente cómoda, puede también verbalizar afirmaciones positivas, reforzando su intención de sanación.

Tras aproximadamente 15 a 20 minutos, retira el cristal suavemente y pregunta a la persona cómo se siente. Muchas veces, la experiencia puede traer alivio inmediato, pero en algunos casos, emociones profundas pueden continuar siendo procesadas a lo largo del tiempo. Recomienda que beba agua para ayudar en la estabilización energética y, si es posible, que descanse un poco para integrar mejor la experiencia.

Para finalizar, es esencial limpiar el cristal tras el uso, garantizando que esté energéticamente puro para futuras aplicaciones. Esto puede hacerse utilizando uno de los métodos de purificación mencionados anteriormente, como agua corriente, defumación o luz lunar.

Al seguir esta práctica, los cristales Arcturianos se vuelven grandes aliados en la restauración del equilibrio emocional, promoviendo serenidad y bienestar tanto para quien realiza como para quien recibe la sanación.

21: Sanación Mental

Los cristales Arcturianos actúan en el cuerpo mental, ayudando en la claridad de pensamiento, concentración, creatividad y en la superación de patrones negativos. Ayudan a estabilizar la mente y a promover un estado de equilibrio intelectual.

Para aplicar la sanación mental en uno mismo, el primer paso es elegir el cristal adecuado, pues cada uno posee propiedades específicas que influyen directamente en la mente. El Cristal Arcturiano Azul es ideal para quien busca calmar la mente y mejorar la comunicación, mientras que el Cristal Arcturiano Blanco o Transparente potencia la claridad mental y la concentración. El Cristal Arcturiano Violeta es perfecto para quienes desean transmutar pensamientos negativos y fortalecer la intuición. Elegir el cristal correcto es esencial para dirigir la energía correctamente y obtener los mejores resultados.

Tras la elección del cristal, es fundamental purificarlo y energizarlo antes del uso. La purificación puede hacerse mediante diferentes métodos, como lavarlo en agua corriente, dejarlo reposar sobre sal gruesa, exponerlo a la luz lunar o utilizar la defumación con hierbas como salvia o palo santo. Este proceso remueve cualquier energía residual que el cristal pueda haber absorbido. A continuación, al sostenerlo, se debe intentar que se cargue con energías de claridad y equilibrio mental. Este momento de conexión con el cristal fortalece su propósito y lo prepara para la práctica.

El ambiente también desempeña un papel importante. Se debe encontrar un lugar tranquilo y silencioso, donde sea posible sentarse o tumbarse cómodamente. Para facilitar el proceso, algunas respiraciones profundas ayudan a relajar el cuerpo y a vaciar la mente, permitiendo una mejor recepción de la energía del cristal.

Con el ambiente preparado, llega el momento de posicionar el cristal en el lugar estratégico del cuerpo. Si el objetivo es mejorar el foco y la concentración, el cristal debe ser colocado sobre el chakra del tercer ojo, ubicado entre las cejas. Si la intención es disipar pensamientos negativos y reducir la ansiedad, la mejor posición es sobre el chakra de la corona, en la parte superior de la cabeza. Para reforzar la estabilidad mental y promover un estado de equilibrio emocional, la mejor opción es sostener el cristal con ambas manos en el centro del pecho.

Al iniciar la práctica, es importante cerrar los ojos y visualizar la energía fluyendo. Imagina una luz azul o violeta saliendo del cristal y llenando tu mente, disolviendo pensamientos densos y trayendo una sensación de claridad y armonía. Si lo prefieres, es posible reforzar este proceso mentalmente repitiendo una afirmación positiva, como: "Mi mente es clara, equilibrada y enfocada". Esta etapa es esencial para potenciar los efectos del cristal y sintonizar la mente con las frecuencias energéticas deseadas.

La permanencia en la práctica debe ser de aproximadamente 15 a 20 minutos. Durante este periodo, es importante mantener el foco en la sensación de ligereza y serenidad mental. Cuanto más relajado y receptivo estés, más eficaz será la absorción de la energía del cristal.

Al finalizar, el cristal debe ser retirado con tranquilidad, y se recomienda un momento de gratitud por el proceso. Este pequeño gesto ayuda a cerrar la práctica de forma armoniosa. Si surgen pensamientos relevantes o insights durante la experiencia, anotarlos en un diario puede ser útil para acompañar patrones de evolución mental. El cristal debe ser guardado en un lugar seguro, y el proceso puede ser repetido siempre que haya necesidad de restaurar la claridad mental.

Para aplicar la sanación mental en otra persona, el primer paso es preparar el ambiente para que esté armonioso y acogedor. Un lugar tranquilo y silencioso es ideal, y una música suave de fondo puede ser utilizada para potenciar la relajación. Crear un espacio propicio al equilibrio energético contribuye a que la persona reciba la energía de la forma más pura e intensa posible.

Al igual que en el proceso individual, la elección del cristal es fundamental. Se debe seleccionar el más adecuado para la necesidad de la persona y, antes del uso, realizar la purificación, garantizando que la energía del cristal esté limpia y lista para la aplicación.

Con el cristal preparado, la persona debe tumbarse cómodamente. El cristal debe ser posicionado sobre el tercer ojo, si el objetivo es estimular la concentración y la claridad, o sobre el chakra coronario, si la intención es aliviar pensamientos negativos y traer una sensación de ligereza. El posicionamiento correcto del cristal permite que la energía sea dirigida de manera eficaz.

La activación de la energía de sanación mental se hace al mantener las manos encima del cristal y visualizar una luz azul o violeta fluyendo hacia la mente de la persona. Este proceso ayuda a conducir la energía del cristal hacia donde es necesario. Al mismo tiempo, es importante orientar a la persona a respirar profundamente y relajarse, permitiendo que su campo energético se abra para recibir la sanación.

Tras 15 a 20 minutos, el cristal debe ser retirado cuidadosamente. Para concluir, es recomendable preguntar a la persona cómo se siente y sugerir que permanezca por algunos minutos en silencio y reflexión. Este momento permite que los efectos de la práctica sean asimilados de manera más profunda.

Por último, el cristal utilizado debe ser limpiado antes de ser reutilizado, garantizando que esté siempre energizado y listo para una nueva aplicación. Con esta técnica, los cristales Arcturianos se convierten en poderosos aliados en la restauración de la claridad mental, promoviendo un estado continuo de paz y equilibrio.

22: Sanacion Espiritual

Los cristales Arcturianos facilitan la conexión con el Yo Superior, el despertar de la intuición y la expansión de la consciencia. Auxilian en la jornada de ascensión, promoviendo el desarrollo espiritual y la conexión con lo divino. Para aplicar la sanación espiritual en uno mismo, el primer paso es elegir el cristal adecuado, ya que cada uno posee propiedades específicas que facilitan diferentes aspectos de la conexión espiritual. Si el objetivo es acceder a dimensiones superiores y promover la transmutación energética, el Cristal Arcturiano Violeta es la mejor opción. Para quien busca elevar la consciencia y fortalecer la intuición, el Cristal Arcturiano Blanco o Transparente es el más indicado. El Cristal Arcturiano Dorado auxilia en la expansión de la espiritualidad y en la alineación con el Yo Superior, siendo ideal para aquellos que desean profundizar su jornada espiritual. Antes de utilizar el cristal, es esencial que esté debidamente purificado y energizado. Esto puede ser realizado mediante métodos como exposición a la luz de la luna, lavado en agua corriente o defumación con hierbas sagradas. Después de la purificación, sostenga el cristal en sus manos y concéntrese en la intención de cargarlo con una energía espiritual pura. Visualice una luz brillante envolviendo el cristal, potencializando su vibración para actuar en su cura y conexión. La preparación del ambiente y del propio cuerpo es un paso fundamental para garantizar una experiencia profunda. Elija un lugar tranquilo, donde pueda estar cómodo y sin interrupciones. Siéntese o acuéstese de manera relajada y respire profundamente algunas veces, permitiendo que la mente y el cuerpo entren en un estado de calma y receptividad. La respiración consciente es una herramienta poderosa para preparar el campo energético y facilitar la conexión espiritual. Con el ambiente preparado y la mente tranquila, es hora de posicionar el cristal estratégicamente sobre el cuerpo. Para favorecer la conexión con dimensiones superiores y expandir la consciencia, el cristal debe ser colocado sobre el chakra coronario, localizado en el topo de la cabeza. Si el objetivo es activar y fortalecer la intuición, el cristal puede ser posicionado sobre el chakra del tercer ojo, entre las cejas. Si la intención es fortalecer la presencia espiritual y la conexión con la propia esencia, sostenga el cristal con ambas las manos sobre el corazón. Cierre los ojos y comience a visualizar la energía del cristal irradiando una luz intensa, pudiendo ser violeta o dorada, llenando su cuerpo y elevando su vibración. Imagine esta luz disolviendo bloqueios energéticos y abriendo su consciencia para el plano espiritual. Si lo desea, repita mentalmente una afirmación para reforzar la intención de la práctica, como: "Estoy conectado a mi Yo Superior y a la sabiduría divina." Permanece en este estado meditativo por aproximadamente 15 a 20 minutos, permitiendo que la energía del cristal fluya libremente. Observe sensaciones, pensamientos o mensajes sutiles que puedan surgir, pues ellos pueden contener insights valiosos para su jornada espiritual. Al finalizar, remueva el cristal y exprese gratitud por la experiencia y por la conexión establecida. Si siente ganas, registre en un diario cualquier percepción, mensaje o intuición que haya surgido durante la práctica. Esto ayudará a acompañar su evolución espiritual a lo largo del tiempo. Guarde el cristal en un local especial y repita este proceso siempre que sienta necesidad, pues la práctica continua fortalece cada vez más la conexión con los planos superiores. Si el objetivo es aplicar esta técnica en otra persona, el proceso sigue una estructura semejante, pero con algunas adaptaciones. Primeramente, es importante preparar el ambiente, eligiendo un espacio silencioso y armonioso. Para potencializar la experiencia, se puede utilizar incienso, velas o música meditativa, creando una atmósfera propicia para la elevación espiritual. Con el ambiente pronto, escoja un cristal adecuado para la necesidad de la persona y realice la purificación antes del uso, garantizando que esté libre de influencias energéticas anteriores. En seguida, pida a la persona que se acueste cómodamente y posicione el cristal sobre el chakra coronario o tercer ojo, facilitando la conexión con dimensiones superiores y promoviendo el despertar intuitivo. Para activar la energía espiritual, posicione las manos encima del cristal y visualice una luz dorada o violeta fluyendo suavemente para el campo energético de la persona. Oriente a respirar profundamente y a relajarse, permitiendo que la energía del cristal se integre a su sistema de forma natural. Durante este momento, puede haber percepciones sutiles, como un aumento en la sensación de ligereza o imágenes mentales espontáneas, que pueden indicar mensajes espirituales importantes. Después de aproximadamente 15 a 20 minutos, remueva el cristal y pregunte a la persona sobre sus sensaciones y percepciones. En caso de que haya recibido algún insight, sugiera que anote sus experiencias para futura reflexión. Por último, limpie el cristal para garantir que esté listo para un nuevo uso. Esta práctica con los cristales Arcturianos es una poderosa herramienta para fortalecer la espiritualidad, expandir la consciencia y profundizar la conexión con los planos superiores, proporcionando claridad y equilibrio en la jornada espiritual.

Por favor, me avise se há qualquer outro detalhe que eu precise corrigir ou melhorar! Estou aqui para aprender e aperfeiçoar minhas habilidades.

Aplicaciones de los Cristales Arcturianos en la Sanación

23: Meditación

Los cristales Arcturianos pueden ser utilizados durante la meditación para amplificar la energía, facilitar la conexión con los Arcturianos y profundizar la experiencia meditativa. Esta práctica fortalece el equilibrio interior, expande la consciencia y armoniza los cuerpos sutiles.

Para aplicar esta práctica en uno mismo, es esencial seguir un proceso cuidadoso que maximice los beneficios de los cristales Arcturianos durante la meditación. El primer paso es elegir el cristal adecuado para la intención deseada. Los cristales Arcturianos poseen diferentes propiedades energéticas: el Cristal Arcturiano Azul auxilia en la conquista de la paz interior e intensifica la conexión intuitiva; el Cristal Arcturiano Violeta favorece la elevación de la consciencia y la transmutación de energías negativas; mientras que el Cristal Arcturiano Blanco o Transparente amplifica la conexión con planos superiores y armoniza el campo energético. Escoge aquel que mejor resuene con tus necesidades en el momento.

Tras seleccionar el cristal, es fundamental purificarlo y energizarlo antes de la práctica. Esto puede ser hecho de diversas formas, como lavarlo en agua corriente para eliminar residuos energéticos acumulados, pasar su superficie por la humareda de hierbas sagradas como salvia o palo santo, o dejarlo bajo la luz de la luna para absorber su energía natural. Al sostener el cristal en tus manos, dirige tu intención para que actúe como un amplificador de la experiencia meditativa, conectándote de forma más profunda con tu espiritualidad y equilibrio interior.

El próximo paso involucra la preparación del ambiente. Escoge un espacio tranquilo, donde puedas permanecer sin interrupciones. Crear una atmósfera propicia ayuda a potencializar los efectos de la meditación. Si lo deseas, enciende una vela para simbolizar la luz interior o utiliza inciensos que favorezcan un estado de relajación. Acomódate confortablemente, ya sea sentado o acostado, garantizando que tu cuerpo esté relajado y alineado.

Con el ambiente preparado, sostén el cristal en las manos o posiciónalo sobre uno de los puntos energéticos del cuerpo para intensificar su acción. Si el objetivo es fortalecer la intuición y la claridad mental, colócalo sobre el tercer ojo, localizado entre las cejas. Para conexiones espirituales más elevadas, posiciónalo en el chakra coronario, en la cima de la cabeza. Caso prefieras apenas sentir la energía del cristal de forma sutil, mantenlo próximo, sobre el regazo o a tu frente, permitiendo que su vibración se integre a tu campo energético.

Ahora, inicia la meditación. Cierra los ojos y respira profundamente, sintiendo el aire entrando y saliendo de los pulmones de forma serena. Dirige tu atención a la presencia del cristal y visualiza una luz intensa y suave que puede ser azul, violeta o blanca, conforme la energía del cristal escogido. Esta luz se expande y envuelve tu cuerpo, trayendo una sensación de ligereza y conexión profunda. Si lo deseas, repite mentalmente una afirmación o mantra, como: "Estoy conectado a la energía Arcturiana, recibo luz y sabiduría." Permite que estas palabras resuenen dentro de ti, fortaleciendo tu campo energético.

Mantente en este estado meditativo por el tiempo que sientas necesario, pero, idealmente, entre 10 y 20 minutos. Respira de forma tranquila, observando tus pensamientos sin aferrarte a ellos. Si percibes tu mente divagando, retorna tu atención a la respiración y a la presencia del cristal. Lo importante es permanecer receptivo a la energía y a los insights que puedan surgir.

Al concluir la meditación, comienza a moverte suavemente, moviendo los dedos y trayendo la consciencia de vuelta al cuerpo físico. Abre los ojos lentamente, permitiéndote sentir la energía renovada. Agradece al cristal y al momento de conexión que acabas de vivenciar. Caso hayas recibido alguna intuición o sensación significativa, puede ser útil anotarla para reflexionar posteriormente. Por último, guarda tu cristal en un lugar especial y repite la práctica siempre que desees fortalecer tu energía y elevar tu vibración.

Caso la intención sea aplicar la meditación con cristales Arcturianos en otra persona, el proceso sigue un flujo semejante, pero con algunas adaptaciones. Primeramente, crea un ambiente sereno y acogedor, garantizando que la persona se sienta cómoda. Oriéntala a sentarse o acostarse en una posición relajada y a cerrar los ojos, respirando profundamente para calmar la mente y el cuerpo.

Escoge un cristal apropiado conforme las necesidades de la persona y realiza la purificación antes del uso. Este proceso asegura que la energía del cristal esté limpia y lista para actuar de forma benéfica. En seguida, posiciona el cristal sobre uno de los puntos energéticos del cuerpo de la persona. El tercer ojo es ideal para expandir la percepción y la intuición, mientras que el chakra coronario favorece la conexión con dimensiones superiores. Si lo prefieres, pide a la persona que sostenga el cristal con ambas manos, permitiéndole que se conecte directamente con su vibración.

Durante la meditación, orienta a la persona a visualizar una luz suave irradiando del cristal y envolviendo todo su cuerpo. Si lo deseas, conduce la experiencia con un tono de voz calmo, guiándola en una jornada meditativa que la lleve a un estado de paz e introspección. Tras cerca de 10 a 20 minutos, pídele que retorne gradualmente al estado de vigilia, moviendo los dedos y abriendo los ojos despacio.

Por último, pregunta cómo fue la experiencia e incentiva la reflexión sobre cualquier sensación o percepción que pueda haber surgido. Limpia el cristal tras el uso para mantener su energía pura, garantizando que esté listo para futuras prácticas.

La meditación con cristales Arcturianos es una herramienta poderosa para el equilibrio interior, la elevación vibracional y la expansión de la consciencia. Sea aplicada individualmente o en otra persona, esta práctica fortalece la conexión espiritual y proporciona un profundo estado de armonía y bienestar.

24: Sanación con las Manos

Los cristales Arcturianos pueden ser utilizados en conjunto con la sanación con las manos, amplificando la energía curativa y dirigiéndola hacia áreas específicas del cuerpo. Esta técnica potencializa el flujo energético, disolviendo bloqueos y promoviendo la restauración del equilibrio físico, emocional y espiritual.

Para aplicar la sanación en uno mismo, el primer paso es escoger el cristal adecuado para la necesidad específica. Los cristales Arcturianos poseen propiedades distintas: el Cristal Arcturiano Verde es indicado para la regeneración celular y la curación física, auxiliando en el alivio de dolores e inflamaciones; el Cristal Arcturiano Azul actúa en el campo emocional, proporcionando relajación y disipando tensiones y estrés; el Cristal Arcturiano Dorado es un potente amplificador de la energía vital, fortaleciendo todo el sistema energético y promoviendo mayor disposición.

Tras seleccionar el cristal más apropiado, es esencial purificarlo y energizarlo antes del uso. La purificación puede ser hecha de diferentes maneras, dependiendo del material y de la sensibilidad del cristal. Métodos comunes incluyen lavarlo en agua corriente, dejarlo expuesto a la luz del sol o de la luna, o realizar una defumación con hierbas como salvia o romero. Al sostener el cristal, se debe mentalizar la intención de que sirva como un canal de amplificación de la energía curativa, preparándolo para el proceso de sanación.

La preparación del ambiente también es un aspecto fundamental para la eficacia de la práctica. Escoger un lugar tranquilo y libre de interrupciones favorece la concentración y la conexión con la energía del cristal. Elementos como velas, inciensos o música suave pueden ser añadidos para potencializar la armonización del espacio. Una vez que el ambiente esté preparado, es importante encontrar una posición confortable, ya sea sentado o acostado, garantizando un estado de relajación profundo para una mejor absorción de la energía curativa.

Con todo listo, se inicia el proceso de activación de la energía curativa. Cerrando los ojos y respirando profundamente algunas veces, se busca calmar la mente y establecer una conexión con el flujo energético. El cristal debe ser sostenido con la mano dominante – derecha para diestros e izquierda para zurdos – mientras la otra mano se posiciona sobre el área del cuerpo que necesita sanación. En este momento, es esencial concentrarse en la intención de curación, permitiendo que la energía fluya libremente.

La dirección de la energía ocurre a través de la visualización de un haz luminoso saliendo del cristal, atravesando la mano libre y alcanzando la región afectada. Este flujo energético puede ser sentido de diferentes formas, como un leve calor, hormigueo o una sensación de ligereza. Para intensificar el proceso, se puede mentalizar afirmaciones positivas, como: "La energía de sanación fluye a través de mí, restaurando mi cuerpo y mi equilibrio". Estas palabras ayudan a reforzar la intención y a potencializar el efecto curativo.

El proceso debe ser mantenido por un período de 10 a 15 minutos, permitiendo que la energía se estabilice y cumpla su propósito. Durante este tiempo, es importante mantenerse atento a las sensaciones que surjan, sin intentar controlarlas, sólo permitiendo que el flujo energético actúe naturalmente. Algunas personas pueden sentir un alivio inmediato, mientras que otras pueden percibir cambios sutiles a lo largo de los días siguientes.

La finalización del proceso debe ser hecha de manera respetuosa y consciente. Al concluir el tiempo determinado, agradezca al cristal y a la energía recibida, reconociendo el equilibrio y la renovación proporcionados. El cristal debe ser guardado en un lugar seguro y, si es necesario, se puede repetir la práctica siempre que haya necesidad de armonización y sanación.

Cuando la sanación es aplicada en otra persona, el proceso sigue pasos similares, pero con algunas adaptaciones importantes. El ambiente debe ser preparado de manera armoniosa, garantizando que la persona a ser tratada se sienta cómoda y relajada. Para ello, es recomendable que se acueste o se siente de manera confortable, cerrando los ojos y respirando profundamente para entrar en un estado receptivo.

La elección del cristal debe ser hecha con base en la necesidad específica de la persona. Una vez seleccionado el cristal apropiado, debe ser purificado y energizado, así como en el proceso de autocuración. Con el cristal listo, el practicante debe posicionarse al lado de la persona e iniciar la transferencia energética.

Sosteniendo el cristal con la mano dominante, la otra mano se posiciona levemente sobre el área a ser tratada, sin tocar directamente el cuerpo de la persona. La energía debe ser dirigida de manera consciente y fluida, utilizando la visualización para intensificar el proceso. Al imaginar la energía saliendo del cristal y fluyendo hacia la mano libre, se debe visualizar esta fuerza siendo transferida a la persona, promoviendo bienestar y equilibrio. Para reforzar la intención de sanación, se puede repetir mentalmente una afirmación como: "La energía de sanación restaura el cuerpo y el alma, trayendo equilibrio y armonía".

Así como en la aplicación en uno mismo, el proceso debe ser mantenido por cerca de 10 a 15 minutos. Durante este tiempo, la persona puede relatar diferentes sensaciones, como un calor reconfortante, relajación profunda o una leve vibración en el lugar tratado. Al final del tiempo estipulado, las manos deben ser retiradas suavemente, permitiendo que la energía se asiente en el cuerpo de la persona. Es importante darle algunos momentos para abrir los ojos y volver a la consciencia plena.

Tras la sesión, es recomendable preguntar a la persona cómo se siente y sugerir que beba un vaso de agua para ayudar en el proceso de integración de la energía recibida. Finalmente, el cristal debe ser purificado nuevamente, garantizando que esté energéticamente limpio para futuras utilizaciones.

Con esta práctica, la sanación con las manos en conjunto con los cristales Arcturianos se convierte en una herramienta poderosa de equilibrio y renovación. Ya sea aplicada en uno mismo o en otras personas, esta técnica permite acceder a frecuencias elevadas de sanación, promoviendo armonía en el cuerpo, la mente y el espíritu.

25: Elixir de Cristales

Los elixires de cristales son preparados con agua energizada por cristales Arcturianos, absorbiendo sus propiedades curativas. Pueden ser ingeridos o utilizados tópicamente para promover la curación física, el equilibrio emocional y la expansión espiritual.

Para preparar un elixir de cristales Arcturianos, el primer paso es escoger el cristal adecuado, teniendo en cuenta el propósito deseado. Cada cristal posee una energía específica, que influye directamente en los efectos del elixir. Entre los más indicados, se encuentra el Cristal Arcturiano Verde, ideal para promover la curación física y la regeneración celular. El Cristal Arcturiano Azul auxilia en el equilibrio emocional y la claridad mental, mientras que el Cristal Arcturiano Dorado fortalece el campo energético y proporciona revitalización. Para aquellos que buscan purificación espiritual y transmutación de energías densas, el Cristal Arcturiano Violeta es la mejor opción. Por último, el Cristal Arcturiano Rosa actúa en la armonización emocional y el amor propio.

Es fundamental tener cautela al seleccionar los cristales, pues no todos son seguros para el contacto directo con el agua. En caso de haber incertidumbre sobre la composición y posibles elementos tóxicos, es aconsejable utilizar el método indirecto de preparación, garantizando que las propiedades energéticas sean transferidas sin riesgo de contaminación.

Antes de iniciar la preparación, el cristal debe ser purificado y energizado para remover cualquier residuo de energías indeseadas. Existen diversas formas de realizar esta limpieza, como lavar la piedra en agua corriente, exponerla al humo de hierbas como salvia o romero, o dejarla bajo la luz de la luna para absorber su energía. Tras la purificación, es importante sostenerlo con las manos y mentalizar la intención deseada, pronunciando algo como: "Que este cristal energice el agua con curación y equilibrio". Este proceso potencializa la transferencia energética para el elixir.

Hay dos maneras principales de preparar el elixir: el método directo y el método indirecto.

El método directo es indicado sólo para cristales considerados seguros para la inmersión en agua. Para aplicarlo, escoge un recipiente de vidrio transparente y llénalo con agua filtrada o proveniente de una fuente natural. Coloca el cristal directamente dentro del recipiente y posiciónalo bajo la luz del sol por aproximadamente cuatro horas, en caso de que desees una energización enfocada a la vitalidad y el vigor. Si el objetivo es una conexión más espiritual, opta por dejarlo bajo la luz de la luna durante toda la noche. Al término del período de energización, retira el cristal y almacena el agua en un frasco de vidrio limpio, lista para ser utilizada.

El método indirecto es más seguro para cristales que pueden contener elementos tóxicos o solubles en agua. El proceso inicia al llenar un recipiente de vidrio con agua filtrada. A continuación, se coloca el cristal dentro de un vaso menor o dentro de una bolsita de vidrio, que debe ser posicionado dentro del recipiente mayor, sin permitir el contacto directo con el agua. El resto del proceso sigue las mismas directrices del método directo: la exposición al sol por cuatro horas promueve vitalidad, mientras que la exposición a la luna proporciona una energía más sutil y espiritualizada. Al final del proceso, el elixir debe ser almacenado de la misma forma.

Una vez preparado, el elixir puede ser utilizado de diversas maneras, siendo la ingestión uno de los métodos más comunes. Para el uso interno, se recomienda beber un vaso del elixir al despertar o antes de dormir, permitiendo que las energías del cristal sean asimiladas por el organismo. También puede ser ingerido a lo largo del día, conforme sea necesario, para el mantenimiento del equilibrio energético. Sin embargo, es esencial recordar que si hay cualquier duda en cuanto a la toxicidad del cristal, la ingestión debe ser evitada, restringiéndose únicamente al uso externo.

Para la aplicación tópica, el elixir puede ser aplicado directamente sobre la piel, ayudando a aliviar inflamaciones y a promover la armonización energética. Un algodón embebido en el elixir puede ser utilizado para limpiar áreas específicas del cuerpo, como los chakras o regiones donde haya tensión energética, favoreciendo el reequilibrio de la energía vital.

Otra forma poderosa de uso es como spray energético, ideal para la purificación de ambientes y del aura. Para ello, basta transferir el elixir a un atomizador y utilizarlo para energizar ropa, objetos o espacios. Cuando se aplica alrededor del cuerpo, ayuda a aumentar la vibración energética, proporcionando una sensación de ligereza y bienestar.

Para garantizar la durabilidad y la eficacia del elixir, debe ser almacenado correctamente. Lo ideal es mantenerlo en el refrigerador, lo que ayuda a preservar sus propiedades y evita la contaminación. El consumo debe ocurrir dentro de tres días para garantizar su potencia energética. En caso de que sea necesario prolongar su validez, se pueden añadir algunas gotas de alcohol de cereales o vinagre de manzana, ambos conservantes naturales.

Con esta práctica simple, los elixires de cristales Arcturianos se convierten en una herramienta poderosa para la sanación vibracional, promoviendo el equilibrio del cuerpo, la mente y el espíritu.

26: Rejilla de Cristales

Las rejillas de cristales son formaciones geométricas compuestas por cristales Arcturianos que amplifican y direccionan la energía para un propósito específico, como la curación, protección, manifestación o equilibrio energético. Crean un campo vibracional poderoso, potenciando las intenciones y armonizando el ambiente.

Para montar una rejilla de cristales Arcturianos, es esencial seguir un proceso cuidadoso e intencional, garantizando que la energía fluya de manera armoniosa y potente. El primer paso es definir claramente la intención de la rejilla. Antes de iniciar el montaje, reserve un momento para reflexionar sobre el propósito específico que desea alcanzar. La intención puede estar relacionada con la curación física o emocional, con la protección energética, con la manifestación de deseos y prosperidad o con el equilibrio y la armonización espiritual. Al definir su intención, formúlela en una afirmación positiva y directa, como por ejemplo: "Esta rejilla fortalece mi energía, promueve la curación y la armonía a mi alrededor". Esta declaración ayudará a dirigir la energía de la rejilla de manera más eficaz.

Con la intención bien establecida, es hora de elegir los cristales más adecuados para potenciar el objetivo deseado. Los cristales Arcturianos poseen diferentes propiedades energéticas, y seleccionar los correctos hará toda la diferencia. Para la curación, el Cristal Arcturiano Verde ayuda en la recuperación física, mientras que el Cristal Rosa es ideal para curaciones emocionales. Si la protección energética es el foco, el Cristal Arcturiano Azul ayudará a crear una barrera protectora, y el Cristal Violeta actuará en la transmutación de energías negativas. Para la manifestación de deseos y prosperidad, el Cristal Arcturiano Dorado es la mejor opción. Para el equilibrio espiritual, el Cristal Arcturiano Blanco o Transparente ayudará a elevar la vibración del ambiente y de la persona que esté trabajando con la rejilla.

Antes de posicionarlos, los cristales necesitan ser purificados y energizados. La purificación puede ser hecha de diferentes maneras, como lavarlos en agua corriente (preferiblemente de una fuente natural), dejarlos bajo la luz de la luna o pasar cada cristal por el humo de hierbas como salvia o palo santo. Después de la limpieza, sujete cada cristal en las manos, cierre los ojos y mentalice su intención, impregnando en ellos la energía que desea manifestar a través de la rejilla.

El próximo paso es elegir un lugar adecuado para el montaje de la rejilla. El espacio debe ser tranquilo y libre de interferencias externas, pudiendo ser un altar, una mesa o un rincón especial del ambiente. Además, la base de la rejilla puede ser un tejido con patrones de geometría sagrada dibujados, como la Flor de la Vida, la Estrella de David o mandalas, o se puede crear un patrón intuitivo, respetando la disposición natural de los cristales y su conexión con la intención.

La disposición de los cristales sigue una formación geométrica específica, que ayudará a canalizar y direccionar la energía. El primero a ser posicionado es el cristal central, que será el punto focal de la rejilla y amplificará la intención. En seguida, los demás cristales son distribuidos alrededor del cristal central, formando patrones como triángulos, hexágonos o círculos. Cada formación tiene un propósito: el triángulo es indicado para la manifestación y la protección; el hexágono, para el equilibrio energético y la curación holística; y el círculo, para la armonía y el flujo continuo de energía. Pequeños cristales pueden ser añadidos entre los puntos principales para conectar las energías y crear un flujo más dinámico.

Después de posicionar todos los cristales, la rejilla necesita ser activada. Para eso, se puede utilizar una varilla de cristal o simplemente la propia mano. Con gestos suaves, pase la varilla o la punta de los dedos sobre cada cristal, trazando líneas imaginarias que los conectan energéticamente. Mientras realiza este proceso, visualice un haz de luz recorriendo la rejilla, uniendo los cristales y expandiendo su energía para el ambiente. Caso sienta voluntad, puede reforzar su intención verbalizándola en voz alta, consolidando aún más el propósito de la rejilla.

Con la rejilla activada, su uso puede ser potencializado a través de la meditación diaria a su lado, fortaleciendo constantemente la intención programada. Se recomienda que la rejilla permanezca montada por al menos siete días o hasta que se perciba que su energía ha cumplido el propósito deseado. Para mantener su eficacia, la activación puede ser repetida periódicamente, reforzando el flujo energético.

El mantenimiento de la rejilla también es un aspecto importante. Periódicamente, los cristales deben ser limpiados energéticamente para garantizar que continúen vibrando en su frecuencia ideal. Cuando sienta que la rejilla ya ha cumplido su papel, el proceso de desmontaje debe ser hecho con gratitud. Retire los cristales uno a uno, agradeciendo por la energía compartida, y guárdelos cuidadosamente para usos futuros. Así, la rejilla de cristales Arcturianos se convierte en un poderoso amplificador energético, ayudando en la materialización de intenciones y en la armonización del ambiente.

27: Cromoterapia con Cristales

La cromoterapia con cristales Arcturianos combina la energía de los cristales y de los colores para armonizar el cuerpo físico, emocional y espiritual. Cada color posee una vibración específica que influencia los chakras y los campos energéticos, potenciando la curación y el equilibrio.

Para iniciar la aplicación de la cromoterapia con cristales Arcturianos en sí mismo, es esencial definir con claridad la finalidad del tratamiento. Antes de cualquier cosa, reflexione sobre qué aspecto de su vida desea armonizar. Si la intención es la curación física, la técnica ayudará a estimular la regeneración celular y aliviar dolores. En caso de que el objetivo esté ligado al equilibrio emocional, esta práctica ayudará en la reducción de la ansiedad, del estrés o incluso en la superación de traumas. Para aquellos que buscan la expansión espiritual, el uso de los colores y de los cristales podrá elevar la vibración y fortalecer la conexión con planos superiores.

Con la finalidad bien establecida, el próximo paso es elegir los cristales Arcturianos de acuerdo con sus colores y propiedades. Cada cristal emana una frecuencia específica que se relaciona directamente con un chakra, promoviendo el equilibrio y el desbloqueo energético. El Cristal Arcturiano Azul, por ejemplo, posee una vibración calmante que fortalece la comunicación y armoniza el chakra de la garganta, siendo ideal para aquellos que necesitan expresar mejor sus sentimientos e ideas. El Cristal Arcturiano Verde, a su vez, actúa directamente en la curación física, ayudando en la regeneración celular y equilibrando el chakra cardíaco, promoviendo el bienestar y la vitalidad. El Cristal Arcturiano Violeta es conocido por su capacidad de transmutación de energías negativas, fortalecimiento de la intuición y activación del chakra coronario, lo que lo convierte en una excelente elección para momentos de meditación y conexión espiritual. El Cristal Arcturiano Dorado, por otro lado, amplifica la vitalidad y la prosperidad, actuando sobre el plexo solar y proporcionando una energía revigorizante. Por último, el Cristal Arcturiano Rosa trabaja el amor propio y la curación emocional, equilibrando el chakra cardíaco y ayudando a cultivar sentimientos de compasión y aceptación.

Antes de iniciar la práctica, es imprescindible purificar y energizar los cristales. Para eso, elija uno de los métodos recomendados, como la limpieza con agua corriente, que ayuda a remover impurezas energéticas acumuladas; la defumación con hierbas como salvia o palo santo, que purifica y eleva la vibración del cristal; o la exposición a la luz lunar, especialmente durante la luna llena, para recargar su energía. Al sostener el cristal, concéntrese en su intención para el tratamiento cromoterapéutico, visualizando el color correspondiente llenando su campo energético y armonizando su cuerpo y mente.

La aplicación de la cromoterapia puede ser realizada de diferentes formas, y la elección del método dependerá de su preferencia y de sus necesidades en el momento. El método directo consiste en la aplicación del cristal sobre el cuerpo. Para eso, acuéstese cómodamente en un ambiente tranquilo y posicione el cristal elegido sobre el chakra correspondiente al color que desea trabajar. Cierre los ojos y respire profundamente, visualizando la luz del color llenando cada célula de su cuerpo, disolviendo bloqueos y restaurando el equilibrio. Permanezca en esa posición por cerca de 10 a 15 minutos, permitiendo que la energía del cristal actúe de forma sutil y profunda.

Si prefiere un método que involucre la utilización de luz colorida, puede emplear una linterna con un filtro del color correspondiente al cristal. Basta dirigir la luz hacia el área del cuerpo que desea tratar o iluminar directamente el cristal, intensificando su acción energética. Mientras hace eso, mentalice el color fluyendo suavemente y envolviendo su aura, promoviendo equilibrio y bienestar.

Otra aproximación eficaz es el baño cromoterapéutico, que combina la energía del agua con las vibraciones de los cristales. Para este método, llene un recipiente con agua pura y coloque el cristal elegido dentro, dejándolo allí por algunas horas para que el agua absorba sus propiedades. En seguida, utilice esa agua para bañarse, lavando el rostro, las manos o el cuerpo, permitiendo que la energía revitalizante del cristal impregne su campo energético. Este proceso es especialmente recomendado para momentos de renovación y purificación.

Independientemente del método elegido, la finalización de la práctica es un momento esencial. Después de la aplicación de la cromoterapia, exprese gratitud por la energía recibida y tome un vaso de agua para ayudar en la integración energética. En caso de que sienta necesidad, registre sus percepciones y sensaciones en un diario, anotando cualquier cambio emocional o físico que haya notado durante o después de la práctica.

Si la intención es aplicar la cromoterapia con cristales Arcturianos en otra persona, es importante preparar el ambiente con antelación. Elija un espacio silencioso y tranquilo, donde la persona pueda relajarse sin interrupciones. La iluminación suave contribuye para una experiencia más agradable, y el uso de velas coloridas o tejidos en la tonalidad correspondiente a la intención del tratamiento puede potenciar los efectos de la práctica.

Con el ambiente preparado, elija un cristal adecuado para la necesidad de la persona y purifíquelo antes del uso, garantizando que esté libre de energías residuales. En seguida, pida a la persona que se acueste y se relaje, permitiéndose entregar al proceso. Con delicadeza, posicione el cristal sobre el chakra correspondiente al objetivo del tratamiento y, para intensificar el flujo energético, utilice una varilla de selenita o cuarzo blanco, moviéndola suavemente sobre el cuerpo de la persona.

La conducción de la energía cromoterapéutica puede ser hecha de forma intuitiva. Pase las manos suavemente sobre el área tratada, mentalizando el color fluyendo a través del cristal y envolviendo a la persona en una vibración armonizadora. En caso de que lo desee, utilice una linterna con un filtro de color para reforzar la actuación del color, proyectando su luz sobre el cristal o directamente sobre la región tratada.

Después de un período de 10 a 15 minutos, retire el cristal y pregunte a la persona sobre sus sensaciones. Muchas veces, podrá relatar una mayor ligereza, sensación de calor o frío en el área tratada, o incluso emociones que emergen espontáneamente. Oriéntela a descansar por algunos minutos y a beber agua para ayudar a potenciar los efectos de la práctica. Por último, recuerde limpiar el cristal antes de reutilizarlo, garantizando que esté energéticamente preparado para futuras aplicaciones.

Al incorporar esta técnica en su rutina, la cromoterapia con cristales Arcturianos se convierte en una poderosa herramienta para equilibrar el campo energético y restaurar la armonía entre cuerpo, mente y espíritu, proporcionando una profunda jornada de autoconocimiento y curación.

28: Programación de Cristales

La programación de cristales es una técnica que permite dirigir la energía de un cristal Arcturiano hacia un propósito específico, como la curación, la protección, la prosperidad y la ascensión espiritual. Al programar un cristal, se fortalece la intención y se potencian sus propiedades energéticas.

Para programar un cristal para uso personal, el primer paso es elegir cuidadosamente el cristal adecuado para la intención deseada. Cada cristal Arcturiano posee una vibración específica, que puede ser dirigida hacia diferentes propósitos energéticos. Si la intención es promover la curación física y la regeneración celular, el Cristal Arcturiano Verde es la elección ideal. Para el equilibrio emocional y la mejora en la comunicación, el Cristal Arcturiano Azul es recomendado. Para la transmutación energética y la protección espiritual, el Cristal Arcturiano Violeta es el más indicado. Si el objetivo es atraer prosperidad y facilitar la realización de metas, el Cristal Arcturiano Dorado puede ser utilizado. Finalmente, para fortalecer el amor propio y auxiliar en la curación emocional, el Cristal Arcturiano Rosa es una excelente opción.

Después de elegir el cristal, éste debe pasar por un proceso de purificación para remover cualquier energía acumulada anteriormente. Este paso es esencial para garantizar que la programación ocurra de forma eficaz. Hay diversas maneras de purificar un cristal, y la elección del método puede depender de la preferencia personal o del tipo de cristal. Una opción simple es lavarlo en agua corriente por algunos minutos, visualizando el agua llevándose consigo todas las energías residuales. Otra posibilidad es la defumación, pasando el cristal por el humo de hierbas como salvia, romero o palo santo. La exposición a la luz del sol o de la luna también es una excelente alternativa, siendo la luz del sol indicada para la energización intensa y la luz de la luna para una purificación más suave y espiritualizada.

Tras la purificación, es el momento de definir y potencializar la intención de la programación. Para ello, encuentra un lugar tranquilo donde puedas concentrarte sin interrupciones. Sostén el cristal con ambas manos, respira profundamente algunas veces y mentaliza con claridad tu intención. La formulación debe ser siempre específica y positiva, pues esto influye directamente en la energía almacenada en el cristal. Algunas frases que pueden ser utilizadas como ejemplos incluyen: "Este cristal está programado para promover mi curación y equilibrio energético", "Este cristal atrae prosperidad y oportunidades para mi vida", o "Este cristal fortalece mi protección espiritual y purifica mi energía".

Con la intención bien definida, es necesario activar el cristal con tu propia energía. Para ello, cierra los ojos y visualiza una luz blanca o dorada emanando de tus manos y envolviendo el cristal. Esta luz simboliza la energía siendo transferida hacia él. Mientras realizas esta visualización, repite mentalmente o en voz alta la intención elegida al menos tres veces. Este refuerzo verbal ayuda a consolidar la programación dentro del cristal. Para potencializar aún más esta activación, puedes dibujar símbolos sagrados en la superficie del cristal, como la Flor de la Vida o un símbolo de Reiki, que son conocidos por amplificar las vibraciones energéticas.

Después de la programación, sostén el cristal por algunos instantes y sintonízate con su nueva energía. Este momento es importante para sentir la conexión con el cristal y garantizar que está alineado con el propósito deseado. Para almacenarlo, elige un lugar especial y seguro, como un altar, una cajita de madera o una bolsa de terciopelo, protegiéndolo de influencias externas. Siempre que sientas la necesidad de reforzar la intención programada, basta con sostener el cristal nuevamente, cerrando los ojos y visualizando su energía fluyendo en sincronía con tu propósito.

En caso de que la programación del cristal sea hecha para otra persona, hay algunos cuidados adicionales a ser tomados. El primero y más importante es obtener el permiso de la persona, pues la receptividad a la energía del cristal influye directamente en la eficacia de la programación. Explícale los beneficios de la técnica y pregúntale si hay una intención específica que le gustaría manifestar.

Con el consentimiento de la persona, elige el cristal más adecuado para su necesidad y realiza el mismo proceso de purificación mencionado anteriormente, garantizando que esté energéticamente neutro antes de la programación. A continuación, sostén el cristal entre las manos y visualiza una luz dorada envolviéndolo, simbolizando la activación energética. Mientras haces esto, mentaliza a la persona recibiendo los beneficios de la energía del cristal, visualizándola en un estado de equilibrio y armonía. Para fortalecer la programación, puedes decir en voz alta algo como: "Este cristal está programado para fortalecer la energía y auxiliar a [nombre de la persona] en [intención específica]".

Tras la finalización de la programación, entrega el cristal a la persona y explica cómo puede utilizarlo de la mejor forma. Recomienda que sostenga el cristal regularmente para reforzar la conexión energética, además de mantenerlo en un lugar especial y protegido.

Para garantizar que la programación del cristal permanezca activa por largos periodos, es importante realizar mantenimientos periódicos. Esto puede ser hecho repitiendo el proceso de activación siempre que se sienta la necesidad. Además, es recomendable evitar que otras personas toquen el cristal programado, pues esto puede interferir en su vibración. En caso de que se perciba que la energía del cristal está disminuyendo, una nueva purificación y programación pueden ser realizadas, ya sea para reforzar la intención original o para definir un nuevo propósito.

Al seguir estas prácticas, los cristales Arcturianos se convierten en poderosas herramientas de manifestación, auxiliando en la curación, la protección y el equilibrio energético de forma personalizada. La programación consciente e intencional de estos cristales permite alinear sus energías a las necesidades individuales, convirtiéndolos en aliados valiosos en el camino del autoconocimiento y la evolución espiritual.

29: Limpieza Energética de Ambientes

La limpieza energética de ambientes con cristales Arcturianos ayuda a remover energías densas y negativas, restaurando la armonía y creando un espacio protegido y propicio a la curación y al bienestar. Esta técnica puede ser aplicada en residencias, lugares de trabajo o cualquier ambiente que necesite purificación.

Para realizar la limpieza energética de un ambiente con cristales Arcturianos, es esencial seguir un proceso cuidadoso que involucra la elección de los cristales apropiados, la preparación adecuada y la aplicación del método de purificación más alineado con las necesidades del espacio. Este proceso garantiza que el lugar quede libre de energías densas y que su vibración sea elevada, promoviendo armonía y protección.

El primer paso es seleccionar los cristales más indicados para esta finalidad. El Cristal Arcturiano Violeta es excelente para transmutar energías negativas y elevar la vibración del ambiente, mientras que el Cristal Arcturiano Blanco o Transparente es ideal para la purificación y el equilibrio energético. Si la intención es crear un ambiente de serenidad y protección, el Cristal Arcturiano Azul es la mejor elección. El Cristal

Arcturiano Dorado tiene la capacidad de amplificar la energía positiva y fortalecer la vibración del espacio.

Antes de usar los cristales, es fundamental purificarlos para remover cualquier residuo de energía acumulada. Esto puede ser hecho de diversas maneras. Uno de los métodos más eficaces es la defumación con hierbas como salvia, romero o palo santo, que poseen propiedades purificadoras naturales. Otra opción es lavar los cristales en agua corriente, en caso de que sean resistentes al agua, permitiendo que la energía estancada sea llevada. También es posible recargar los cristales exponiéndolos a la luz solar o lunar, garantizando que su fuerza vibracional esté en su punto máximo para el proceso de limpieza energética.

Con los cristales debidamente preparados, es hora de elegir el método de limpieza energética más adecuado para el ambiente. Una de las formas más simples y eficaces es la distribución estratégica de los cristales por el espacio. Colocar un cristal cerca de la entrada ayuda a bloquear las energías indeseadas antes de que entren al lugar. Posicionar cristales en las esquinas de la habitación ayuda en la disipación de las energías acumuladas, mientras que un cristal colocado en el centro del ambiente funciona como un irradiador de equilibrio energético. Este método es ideal para quienes desean mantener la purificación de manera constante, bastando con limpiar los cristales regularmente para preservar su potencia.

Otra manera poderosa es el paso activo del cristal por el ambiente. Para ello, basta con sostener un cristal programado para purificación con la mano dominante y caminar por el lugar, moviéndolo en el aire con gestos circulares o suaves. Durante este proceso, es recomendable visualizar una luz violeta o blanca llenando todo el espacio, disolviendo cualquier energía densa presente. Para potencializar el efecto, se puede repetir mentalmente o en voz alta una afirmación positiva, como: "Este ambiente está purificado y lleno de luz y armonía". Este método es especialmente útil para limpiezas rápidas y eficaces después de eventos agotadores, como discusiones o visitas de personas con energía cargada.

Para aquellos que prefieren un método más sutil y continuo, el elixir de cristales es una excelente alternativa. Se prepara dejando un Cristal Arcturiano en un recipiente con agua filtrada por algunas horas, permitiendo que la vibración del cristal impregne el líquido. Después, basta con transferir el elixir a un atomizador y aplicarlo en las esquinas del ambiente, en la entrada e incluso en los muebles. Este método es altamente recomendado para lugares que sufren con energía estancada o sensación de pesadez, pues esparce la vibración de los cristales de manera uniforme y delicada.

Otra técnica extremadamente eficaz para la limpieza y protección continua del espacio es la creación de una red de cristales. Para ello, cristales Arcturianos previamente programados para purificación deben ser posicionados alrededor del ambiente, formando un círculo o una estrella de seis puntas. Esta configuración geométrica potencializa la energía de los cristales, creando un campo vibracional de protección alrededor del lugar. Para activar la red, basta con mentalizar un escudo de luz envolviendo todo el ambiente, garantizando equilibrio y seguridad energética de forma permanente.

Independientemente del método elegido, es importante realizar el mantenimiento regular de la limpieza energética. Siempre que haya visitas, discusiones o cualquier alteración significativa en el ambiente, se recomienda repetir el proceso para restaurar la armonía del lugar. Además, los cristales deben ser limpiados periódicamente para que continúen vibrando en su máxima potencia.

Para potencializar aún más los efectos de la limpieza, es interesante cultivar hábitos que mantengan la energía del ambiente elevada en el día a día. El uso de inciensos, la presencia de plantas y la práctica de buenas intenciones al ocupar el espacio son maneras eficaces de garantizar un lugar siempre armonioso y protegido.

Siguiendo estos pasos, los cristales Arcturianos actúan como poderosos aliados en la transformación energética de cualquier ambiente, promoviendo un espacio de equilibrio, bienestar y protección para todos los que lo frecuentan.

30: Armonización de los Chakras

La armonización de los chakras con cristales Arcturianos ayuda a remover bloqueos energéticos y restaurar el flujo de la energía vital. Cuando los chakras están alineados, hay un equilibrio entre el cuerpo físico, emocional, mental y espiritual, promoviendo el bienestar integral.

Para armonizar los chakras en sí mismo, el primer paso es elegir los cristales correspondientes a cada centro energético. Los cristales Arcturianos poseen vibraciones específicas que resuenan con cada chakra, promoviendo equilibrio y alineamiento. El chakra coronario, localizado en la parte superior de la cabeza, es activado por el Cristal Arcturiano Violeta, cuya color vibrante auxilia en la conexión espiritual. El tercer ojo, entre las cejas, se beneficia del Cristal Arcturiano Azul Índigo, ampliando la intuición y la claridad mental. Para el chakra de la garganta, situado en la base del cuello, se utiliza el Cristal Arcturiano Azul Claro, favoreciendo la comunicación y la expresión auténtica. En el centro del pecho, el chakra cardíaco puede ser equilibrado tanto con el Cristal Arcturiano Verde, que estimula la cura y el amor incondicional, como con el Cristal Arcturiano Rosa, que fortalece los sentimientos de compasión y acogida. El plexo solar, posicionado encima del ombligo, encuentra su armonía en el Cristal Arcturiano Dorado, irradiando fuerza personal y confianza. El chakra sacro, localizado debajo del ombligo, resuena con el Cristal Arcturiano Naranja, estimulando la creatividad y la vitalidad. Por último, el chakra raíz, en la base de la columna, es fortalecido por el Cristal Arcturiano Rojo, proporcionando enraizamiento y estabilidad.

Después de seleccionar los cristales apropiados, es esencial purificarlos y energizarlos antes del uso. La limpieza puede ser hecha por diferentes métodos, como la inmersión en agua corriente, la defumación con hierbas como salvia o palo santo, o la exposición a la luz del sol o de la luna. Durante este proceso, es importante sostener cada cristal y mentalizar la intención de alineamiento de los chakras, potencializando su energía para la armonización.

Prepararse para la sesión de armonización es un paso fundamental. Elija un ambiente tranquilo, donde no haya interrupciones. Acuéstese de espaldas sobre una superficie cómoda y relájese profundamente, respirando de manera lenta y consciente para aquietar la mente y preparar el cuerpo para la recepción de la energía.

Con el cuerpo relajado, posicione los cristales directamente sobre los chakras correspondientes. Cierre los ojos y visualice cada uno de ellos irradiando su color específico, girando libremente y expandiendo su energía. Esta visualización ayuda a potencializar el efecto de los cristales, permitiendo que su vibración se integre al flujo energético del cuerpo.

Para activar la energía de los cristales, concéntrese en la respiración e imagine una luz blanca brillante fluyendo por su cuerpo, limpiando y alineando cada chakra. Permanezca acostado por 15 a 20 minutos, permitiendo que los cristales actúen en la restauración del equilibrio energético.

Al finalizar la práctica, retire los cristales lentamente, empezando por el chakra raíz y subiendo hasta el coronario. Agradezca mentalmente por el proceso de armonización recibido y, para integrar mejor la energía a su cuerpo físico, beba un vaso de agua. Esta etapa final ayuda en la fijación de la nueva frecuencia vibracional y promueve una sensación duradera de bienestar.

Si la intención es armonizar los chakras de otra persona, el proceso debe ser adaptado para garantizar que ella también reciba la energía de los cristales de manera eficaz. Comience preparando el ambiente, eligiendo un lugar tranquilo, con iluminación suave y, si es posible, una música relajante de fondo para favorecer un estado de serenidad. Pida a la persona que se acueste de espaldas y se relaje, respirando profundamente para calmar la mente.

Así como en la autoaplicación, elija los cristales adecuados para los chakras de la persona y purifíquelos antes de utilizarlos. La limpieza y la energización son pasos fundamentales para garantizar que los cristales estén listos para actuar de forma eficaz en la armonización.

Con los cristales preparados, posiciónelos sobre los chakras correspondientes del cuerpo de la persona.

Si es necesario, ajuste sus posiciones para garantizar que estén bien alineados. Oriéntela a mantener una respiración tranquila y profunda, permitiendo que la energía de los cristales fluya naturalmente.

Para activar la armonización energética, utilice un bastón de selenita o cuarzo blanco, moviéndolo suavemente sobre los cristales en un flujo continuo, conectándolos energéticamente. Mientras hace esto, mentalice una luz brillante recorriendo todos los chakras de la persona, disolviendo bloqueos y restaurando el flujo energético saludable.

Después de aproximadamente 15 a 20 minutos, inicie el proceso de finalización. Retire los cristales en el orden correcto, del chakra raíz al coronario, permitiendo que la energía se estabilice gradualmente. Pida a la persona que abra los ojos despacio y comparta cómo se siente. Recomiende que beba un vaso de agua y descanse por algunos minutos para absorber mejor la armonización.

Para mantener los chakras equilibrados en el día a día, algunas prácticas pueden ser incorporadas a la rutina. Siempre que sienta señales de desarmonía, repita esta técnica de armonización para restaurar el flujo energético. La meditación con un cristal específico sobre el chakra correspondiente también es una ótima forma de reforzar el alineamiento. Además, el uso continuo de accesorios como collares o pulseras de cristales Arcturianos puede ayudar a mantener la vibración equilibrada a lo largo del tiempo.

Al integrar esta práctica a su vida, los cristales Arcturianos se vuelven aliados poderosos en el equilibrio energético, promoviendo una sensación profunda de ligereza, bienestar y armonía integral.

Al elegir sus cristales Arcturianos, confíe en su intuición. Sienta la energía del cristal y elija aquel que resuena con usted y con sus necesidades.

Para cuidar de sus cristales, límpielos regularmente con agua corriente, déjelos expuestos a la luz del sol o de la luna para energizarlos, y guárdelos en un lugar seguro y protegido.

Integrar los cristales Arcturianos en su jornada de cura es abrirse a una experiencia de profunda transformación y reconexión con la propia esencia. Cada cristal carga en sí una frecuencia única, lista para colaborar con su proceso de equilibrio y evolución. Al utilizarlos con intención y respeto, usted potencializa sus capacidades curativas, creando un flujo continuo de energía que armoniza mente, cuerpo y espíritu. Esta conexión sutil con los cristales transciende el uso físico y se expande para un diálogo energético, donde la sintonía con sus vibraciones revela nuevos caminos de cura y autoconocimiento.

La relación con los cristales Arcturianos también enseña sobre la importancia del cuidado y la reciprocidad. Así como ellos nos ofrecen soporte energético, es esencial mantenerlos limpios y energéticamente renovados. Este cuidado constante fortalece el vínculo entre usted y el cristal, tornando la interacción más fluida y eficaz. Con el tiempo, esta práctica se vuelve parte de un ritual sagrado, en el cual cada gesto de atención y gratitud reverbera en su campo energético, intensificando el intercambio de energía y profundizando la conexión espiritual.

Permítase explorar la sabiduría contenida en cada cristal, reconociéndolos como aliados en su jornada de cura multidimensional. Sea por medio de meditaciones, redes energéticas o simples momentos de contemplación, los cristales Arcturianos pueden ser guías silenciosos, despertando en usted el recuerdo de su verdadero poder y propósito. Así, con amor e intención, cada cristal se vuelve un puente entre lo terrenal y lo divino, conduciéndolo a estados más elevados de consciencia y bienestar integral.

Parte 3

31: Geometría Sagrada

Los Arcturianos poseen un conocimiento profundo sobre la estructura vibracional del universo, comprendiendo que todo lo que existe es regido por patrones matemáticos y formas geométricas que expresan la esencia de la creación. Para ellos, la Geometría Sagrada no es solo un concepto abstracto, sino una herramienta activa para interactuar con las fuerzas cósmicas, equilibrar frecuencias energéticas y acceder a dimensiones superiores de la existencia. Cada forma, proporción y secuencia numérica carga una firma vibracional específica, capaz de influenciar la materia y la consciencia. A través de este entendimiento, los Arcturianos emplean la Geometría Sagrada para armonizar ambientes, facilitar procesos de ascensión espiritual y restaurar la integridad energética de seres y sistemas planetarios.

La interconexión entre la Geometría Sagrada y la manifestación de la realidad es uno de los principios fundamentales que rigen sus prácticas. Ellos comprenden que, al manipular patrones geométricos específicos, pueden reorganizar la estructura energética subyacente a cualquier aspecto de la existencia. En sus naves y templos etéricos, utilizan formas como el cubo de Metatron, la Flor de la Vida y el Merkaba para estabilizar frecuencias y crear campos de alta resonancia vibracional. Estos patrones no solo sirven como matrices de creación, sino también actúan como portales interdimensionales, permitiendo que las consciencias transiten entre diferentes planos de realidad. De esta forma, la Geometría Sagrada se vuelve una llave para el entendimiento de la estructura universal y para el alineamiento con las leyes cósmicas.

Civilizaciones antiguas, como los egipcios, los griegos y los mayas, intuían fragmentos de este conocimiento y lo incorporaban en sus arquitecturas y rituales sagrados. Sin embargo, los Arcturianos, con su sabiduría avanzada, desarrollaron esta ciencia de manera aún más profunda, revelando los códigos ocultos que permean la creación. En su perspectiva, la Geometría Sagrada no solo refleja el orden del cosmos, sino también posibilita transformaciones profundas en el nivel celular y espiritual. Al aplicar estos principios en sus tecnologías de cura, consiguen reconfigurar estructuras energéticas desequilibradas, restaurando patrones originales de armonía y alineamiento. Así, su dominio sobre este lenguaje universal los convierte en maestros en el arte de utilizar la forma, la luz y la vibración para promover el equilibrio en todos los niveles de la existencia.

Los Arcturianos no se limitan a observar la Geometría Sagrada, sino que la dominan activamente, desvelando sus códigos ocultos y aplicándolos de manera precisa para influenciar la materia y la consciencia. Para ellos, cada forma geométrica posee una vibración específica y un propósito dentro de la estructura universal. El círculo, por ejemplo, simboliza la unidad y la totalidad, mientras que el triángulo representa la tríada fundamental de la creación, como cuerpo, mente y espíritu. El cubo, a su vez, manifiesta la estabilidad y la concretización de la energía en el plano material. Estas formas no son solo representaciones simbólicas, sino herramientas activas que, cuando empleadas correctamente, pueden alterar patrones energéticos, abrir portales dimensionales y promover la ascensión espiritual.

Los Arcturianos utilizan esta ciencia en diversas áreas, desde la arquitectura de sus naves y templos etéricos hasta las tecnologías de cura que desarrollan. Sus estructuras son construidas con base en patrones geométricos altamente resonantes, garantizando que los espacios mantengan una frecuencia elevada y favorezcan la expansión de la consciencia. Sus cámaras de cura, por ejemplo, son diseñadas a partir de la Flor de la Vida, una matriz geométrica que contiene en sí la secuencia fundamental de la creación. Dentro de estas cámaras, los Arcturianos emplean luces, sonidos y formas geométricas para restaurar la armonía de los cuerpos sutiles, promoviendo curas profundas tanto en el nivel físico como en el espiritual.

Además, la Geometría Sagrada también es aplicada en los procesos de activación del Merkaba, el campo energético de luz que envuelve cada ser y posibilita el acceso a estados superiores de consciencia. El Merkaba, representado por dos tetraedros entrelazados, simboliza la unión de las energías masculina y femenina y la interconexión entre los mundos material y espiritual. Cuando debidamente activado, permite viajes interdimensionales y facilita el alineamiento con los flujos cósmicos de la creación. Los Arcturianos enseñan que la activación de este campo de luz no es solo un ejercicio mental, sino un proceso que involucra el alineamiento vibracional, la intención pura y la conexión con las frecuencias superiores del universo.

Otro aspecto fundamental del uso de la Geometría Sagrada por los Arcturianos está relacionado a la armonización ambiental y planetaria. Ellos comprenden que los campos energéticos de los planetas también responden a patrones geométricos y, por eso, utilizan esta ciencia para estabilizar frecuencias y auxiliar en la evolución colectiva. En momentos de transición planetaria, proyectan mandalas de luz basadas en la Geometría Sagrada para restaurar el equilibrio energético y facilitar la resonancia con las frecuencias más elevadas. Estas mandalas no son solo dibujos simbólicos, sino estructuras vibracionais que actúan directamente sobre los campos sutiles de la Tierra, promoviendo una recalibración energética esencial para el proceso de ascensión.

La aplicación práctica de este conocimiento también puede ser incorporada en el cotidiano humano. Los Arcturianos enseñan que la meditación con formas geométricas puede amplificar la conexión espiritual y reequilibrar la energía personal. Uno de los métodos más utilizados es la visualización de la Flor de la Vida alrededor del cuerpo, imaginándola pulsando en luz dorada e irradiando armonía para todas las células. Otro ejercicio poderoso es la construcción mental de un dodecaedro alrededor del campo energético, permitiendo que su vibración refinada eleve la frecuencia personal y favorezca estados de expansión de la consciencia.

La Geometría Sagrada, por lo tanto, no es solo un concepto abstracto, sino una herramienta viva que, cuando comprendida y aplicada correctamente, posibilita una conexión directa con la estructura fundamental del universo. Los Arcturianos, con su profunda comprensión de esta ciencia, la utilizan para crear realidades, armonizar dimensiones y expandir la consciencia para allá de los límites de la percepción común. Su conocimiento nos invita a redescubrir este lenguaje universal y a utilizarlo como un medio de transformación personal y colectiva, despertando el recuerdo de nuestra propia naturaleza divina y del flujo ordenado que permea toda la creación.

Principios de la Geometría Sagrada

32: Unidad

La interconexión entre todas las formas de existencia se manifiesta de manera sublime en la Geometría Sagrada, un conocimiento ancestral que revela los patrones fundamentales de la creación. Cada estructura geométrica presente en la naturaleza, desde los copos de nieve hasta las espirales galácticas, expresa la armonía subyacente del universo, reflejando la unidad esencial que permea toda la existencia. Comprender esta conexión profunda permite que la mente trascienda la ilusión de la separación, reconociendo que todo lo que existe forma parte de un gran tejido energético. Este reconocimiento no es solo teórico, sino vivencial, proporcionando una expansión de la conciencia que transciende las limitaciones de la percepción cotidiana. De esta forma, al sumergirse en la Geometría Sagrada, no se trata solo de contemplar formas, sino de experimentar directamente la interconectividad del cosmos y la presencia de la unidad en todas las cosas.

La armonización energética a través de la Geometría Sagrada se da por la resonancia entre los patrones universales y la estructura interna de cada ser. Así como las células del cuerpo siguen un diseño preciso, alineado a las proporciones áureas y a las formas geométricas fundamentales, el campo energético humano responde a la presencia de símbolos sagrados, ampliando su vibración y sintonía con las frecuencias superiores. Al interactuar con patrones como la Flor de la Vida, el Merkaba y el Cubo de Metatron, ocurre una alineación natural que facilita la conexión con el flujo cósmico y estimula el despertar espiritual. Esta interacción energética no se limita a la esfera individual, sino que reverbera en todos los aspectos de la existencia, promoviendo equilibrio, claridad mental y una profunda sensación de pertenencia al todo. Al integrar esta sabiduría en el día a día, es posible transformar no solo la percepción de la realidad, sino la propia experiencia de vida, haciéndola más fluida, armoniosa y consciente.

La práctica de la Geometría Sagrada como herramienta de elevación espiritual involucra tanto la contemplación de estos patrones como la inmersión en la vibración que emanan. Crear un espacio dedicado a la conexión con estas formas geométricas permite que el ambiente se convierta en un portal energético para estados ampliados de conciencia. Disponer símbolos sagrados en lugares estratégicos, meditar visualizando estructuras geométricas o simplemente observar la simetría perfecta presente en la naturaleza son formas de sintonizarse con este lenguaje universal. Cuando la mente se abre a esta percepción, ocurre un profundo realineamiento interior, disolviendo bloqueos energéticos y expandiendo la conciencia más allá de las fronteras del yo individual. De esta forma, la Geometría Sagrada no solo revela la unidad de la creación, sino que también se convierte en un medio de vivenciarla plenamente, permitiendo que cada ser humano reconozca su conexión innata con el infinito.

Para iniciar esta jornada rumbo a la Unidad a través de la Geometría Sagrada, es esencial preparar el ambiente de forma adecuada, creando un espacio propicio a la conexión energética y espiritual. Elija un lugar tranquilo, donde no será interrumpido, garantizando que toda la atención esté volcada al proceso. Para potencializar la energía del espacio, encienda una vela o utilice inciensos de su preferencia, permitiendo que el aroma y la llama suave eleven la vibración alrededor. Además, posicione símbolos sagrados como la Flor de la Vida, el Merkaba o el Cubo de Metatron en puntos estratégicos del ambiente. Estos símbolos poseen patrones geométricos que resuenan con la estructura del universo, auxiliando en la armonización energética y facilitando la conexión con el todo.

Una vez que el ambiente esté debidamente preparado, el próximo paso es la alineación de la intención. Siéntese cómodamente, con la columna erguida, y respire profundamente algunas veces. Permita que cada inspiración y expiración relaje su cuerpo y calme su mente. A continuación, cierre los ojos y visualice un campo de energía dorado a su alrededor. Sienta esta energía llenando cada célula de su cuerpo y expandiéndose gradualmente, conectándolo a la Fuente Creadora. Mentalice su intención de integrarse a la unidad cósmica, reconociendo que usted, los seres vivos y todo el universo forman parte de un único flujo energético. Cuanto más clara sea esta intención, más profundo será el efecto de esta práctica.

Ahora, entre en la etapa de la meditación de conexión. Concéntrese en el centro de su pecho y visualice una esfera de luz blanca pulsando suavemente en su corazón. Imagine esta luz creciendo e irradiándose más allá de su cuerpo, envolviendo todo a su alrededor. Poco a poco, esta luz se expande aún más, alcanzando a todas las personas, seres vivos e incluso a la propia Tierra. Permítase disolver en esta luz, sintiendo que no hay separación entre usted y el universo. Usted es el todo, y el todo es usted. Permanezca en este estado de contemplación y conexión por al menos diez minutos, permitiendo que su conciencia se expanda y perciba esta interconexión profunda.

Si desea compartir esta experiencia y auxiliar a otra persona a sentir la unidad, condúzcala en este proceso de manera cuidadosa. Explique cada etapa y anímela a seguir los mismos pasos, garantizando que esté cómoda y receptiva. En caso de que perciba alguna dificultad, ayúdela a través de una meditación guiada, narrando cada parte del proceso de conexión con el todo. Para potencializar la experiencia, utilice símbolos de la Geometría Sagrada próximos al campo energético de la persona. Puede proyectar mentalmente o físicamente la imagen de la Flor de la Vida o del Cubo de Metatron sobre ella, facilitando la percepción de la unidad y fortaleciendo su conexión espiritual.

Después de la meditación, es esencial anclar la experiencia y finalizar el proceso de manera consciente. Pida a la persona que respire profundamente algunas veces, trayendo su conciencia de vuelta al cuerpo físico y al momento presente. Refuerce la experiencia incentivandola a expresar en palabras cómo se sintió durante el proceso. El acto de verbalizar permite que la experiencia se vuelva más concreta e integrada a la conciencia. Finalice el proceso con un gesto de gratitud, agradeciendo a la Fuente Creadora y al propio campo energético por la oportunidad de conexión y alineación.

Los beneficios de esta práctica son innumerables y profundos. La expansión de la conciencia y la percepción del todo se vuelven cada vez más presentes en la vida cotidiana, trayendo una nueva visión sobre la realidad y el propio ser. La conexión espiritual es fortalecida, proporcionando un sentido de pertenencia y armonía. Además, la práctica contribuye a la reducción de sentimientos de separación y aislamiento, promoviendo una sensación de unidad y amor incondicional. Por último, la frecuencia vibracional se eleva, permitiendo un estado de mayor equilibrio y sintonía con las energías universales.

33: Patrones

La estructura del universo revela patrones geométricos que se repiten desde las más pequeñas partículas hasta las vastas galaxias, expresando un orden cósmico que permea toda la existencia. La Geometría Sagrada, al manifestar estas formas primordiales, no solo refleja la armonía del universo, sino que también actúa como una poderosa herramienta de conexión energética y expansión de la conciencia. Estos patrones, como la Espiral Dorada, la Flor de la Vida y el Cubo de Metatron, representan la organización fundamental de la materia y la energía, convirtiéndose en llaves para la comprensión de la interconectividad entre el ser humano y el todo. Al observar e interactuar con estas formas geométricas, la mente se alinea naturalmente a frecuencias superiores, facilitando procesos de equilibrio, activación espiritual y cura. Esta sintonía no es meramente visual o intelectual, sino vibracional, influenciando directamente la estructura energética de cada individuo y permitiendo una reconexión con el flujo armónico de la creación.

El uso consciente de la Geometría Sagrada en la armonización energética involucra tanto la contemplación de los patrones como su aplicación práctica en ambientes y procesos meditativos. Crear un espacio donde estas formas estén presentes, ya sea por medio de imágenes, objetos o mentalizaciones, contribuye a elevar la vibración del lugar e intensificar la sintonía con las fuerzas universales. Cuando un símbolo sagrado como la Flor de la Vida está presente, por ejemplo, resuena con los mismos patrones que estructuran la naturaleza y el cuerpo humano, promoviendo equilibrio y estabilidad. De la misma forma, la Espiral Dorada, reflejada en fenómenos naturales como conchas y galaxias, inspira expansión y crecimiento interior. Trabajar con estas formas geométricas permite acceder a estados ampliados de percepción, disolviendo bloqueos energéticos y facilitando la alineación con frecuencias más elevadas. Esta práctica, además de restaurar el equilibrio interno, amplía la conciencia sobre la presencia de estos patrones en todas las manifestaciones de la realidad, fortaleciendo la conexión entre el individuo y el universo.

La incorporación de la Geometría Sagrada en la rutina espiritual proporciona una jornada de autoconocimiento e integración con las leyes cósmicas. Meditar con estas formas, visualizar su presencia en el cuerpo energético o aplicarlas en prácticas terapéuticas son formas de anclar su energía en el día a día. A medida que la percepción se expande, se vuelve más fácil reconocer la unidad subyacente a todas las cosas, disolviendo la ilusión de la separación y promoviendo un estado de conexión profunda con la inteligencia universal. Al comprender que los mismos patrones que organizan las galaxias también estructuran la biología humana, surge una nueva perspectiva sobre la vida y el propio ser, trayendo mayor claridad, armonía y equilibrio. De esta manera, la Geometría Sagrada no solo se revela como un conocimiento ancestral valioso, sino también como un camino práctico para elevar la vibración personal y sintonizarse con el orden perfecto del universo.

Para iniciar esta práctica de armonización energética a través de la Geometría Sagrada, es esencial crear un ambiente propicio a la conexión y a la percepción de los patrones universales. Elija un lugar tranquilo, limpio y organizado, donde se sienta cómodo y libre de distracciones. Para potencializar la experiencia, utilice imágenes u objetos que representen patrones geométricos sagrados, como mandalas, cristales grabados con la Flor de la Vida o figuras del Cubo de Metatron. Estos elementos ayudan a anclar la energía y a intensificar la sintonía con el orden cósmico. Encender una vela o un incienso puede contribuir a crear una atmósfera de serenidad e introspección, favoreciendo una conexión más profunda con los patrones sutiles que rigen la existencia.

Con el espacio preparado, cierre los ojos y respire profundamente, permitiéndose relajar y entrar en un estado de atención plena. Concéntrese en la manera como los patrones geométricos se manifiestan en la naturaleza y cómo están presentes en diferentes escalas de la realidad. Imagine la espiral dorada presente en las conchas del mar, en las galaxias distantes y en los remolinos formados por el viento. Visualice los hexágonos perfectos de los panales de miel, estructurados con precisión y eficiencia. Traiga a la mente la Flor de la Vida, patrón encontrado en las células y en las formas de crecimiento de las plantas, reflejando la armonía que permea toda la existencia. A medida que observa estos patrones, perciba cómo todo sigue un flujo ordenado y perfecto, evidenciando la presencia de una inteligencia universal que gobierna la creación.

Ahora, elija uno de los patrones geométricos para trabajar energéticamente. Puede ser la Flor de la Vida, símbolo de la interconectividad; la Espiral Dorada, que representa el crecimiento y la expansión infinita; o el Cubo de Metatron, asociado a la activación espiritual y a la armonía de las energías. Visualice este patrón formándose encima de usted como una malla luminosa y vibrante. Sienta esta estructura geométrica descendiendo suavemente, envolviendo su cuerpo y alineando su campo energético. Permita que esta energía recorra cada célula de su ser, disolviendo bloqueos, equilibrando sus emociones y trayendo claridad mental. A cada respiración, imagine esta luz geométrica pulsando en sincronía con su corazón, expandiéndose y fortaleciendo su conexión con el universo. Permanezca en este estado de integración por al menos diez minutos, absorbiendo los beneficios de esta experiencia.

En caso de que desee aplicar esta práctica en otra persona, invítela a recostarse en una posición cómoda, preferiblemente en un lugar tranquilo. Sostenga una imagen o un objeto representando el patrón geométrico elegido cerca del campo energético de ella. Oriéntela a respirar profundamente y a relajar, preparándose para recibir la armonización. Comience guiando una visualización: describa cómo un patrón de luz geométrica se forma alrededor del cuerpo de ella, envolviéndola en una energía restauradora. Explique que esta estructura luminosa está equilibrando sus energías, removiendo bloqueos y promoviendo un estado de armonía profunda. Puede potencializar el proceso utilizando afirmaciones dirigidas, como: "La energía de la Flor de la Vida está restaurando su armonía interior" o "El Cubo de Metatron está activando su conciencia superior". Si siente que es apropiado, dibuje suavemente los patrones en el aire sobre el cuerpo de la persona, como si estuviera trazando sus formas invisibles con las manos, intensificando la conexión y la activación energética.

Para finalizar la práctica, pida a la persona que respire profundamente algunas veces y traiga su atención de vuelta al momento presente. Pregunte sobre sus sensaciones y experiencias durante el proceso, permitiéndole que exprese lo que percibió. Oriéntela a mantener la atención a los patrones geométricos en el cotidiano, observando cómo se manifiestan en diferentes formas a su alrededor. Este ejercicio ampliará su percepción de la armonía universal, reforzando su conexión con el flujo natural de la creación y promoviendo un estado continuo de equilibrio y bienestar.

Al incorporar esta práctica a su rutina, podrá experimentar beneficios significativos, como una mayor percepción del orden y la armonía universal, un equilibrio energético y emocional más profundo y una expansión de la conciencia a través de la Geometría Sagrada. Además, la sensación de conexión con el flujo natural de la vida se volverá más presente, proporcionando una jornada de autodescubrimiento y sintonía con el universo.

34: Proporción Áurea

La Proporción Áurea, representada por el número Phi (≈1,618), es una manifestación matemática de la armonía presente en toda la creación. Desde la estructura del cuerpo humano hasta la organización de las galaxias, esta razón gobierna la forma en que la naturaleza se expresa, reflejando un equilibrio intrínseco que resuena con los principios fundamentales de la existencia. Su presencia puede ser observada en el crecimiento de las plantas, en la disposición de las semillas de un girasol, en la espiral de las conchas e incluso en la anatomía de los seres vivos. Este patrón universal no es solo una construcción estética, sino también un reflejo de la inteligencia cósmica, organizando la materia y la energía de manera que se favorezca el flujo natural de la vida. Cuando se aplica conscientemente, la Proporción Áurea se convierte en una herramienta poderosa para el realineamiento energético, la elevación de la consciencia y la armonización con los ritmos naturales del universo.

La sintonía con esta frecuencia puede ser cultivada a través de la observación e interacción con formas geométricas que siguen esta proporción, despertando una conexión profunda entre el ser humano y el orden cósmico. El simple acto de contemplar patrones áureos presentes en la naturaleza ya genera un impacto vibracional, estimulando un estado de equilibrio interno. Para potenciar esta experiencia, es posible integrar la Proporción Áurea en prácticas meditativas y energéticas, utilizando objetos como mandalas, pirámides y espirales doradas para anclar esta vibración en el campo sutil. Al visualizar conscientemente estos patrones, la mente se alinea con la armonía universal, permitiendo un flujo energético más equilibrado y una percepción ampliada de la interconectividad entre todas las cosas. Esta práctica no solo promueve la relajación y la claridad mental, sino que también actúa como un catalizador para la expansión de la consciencia, facilitando el acceso a estados más elevados de percepción y entendimiento.

Incorporar la Proporción Áurea en la jornada espiritual es un proceso continuo que se refleja tanto en la contemplación externa como en el alineamiento interno. La meditación con la Espiral Dorada, por ejemplo, fortalece la conexión con esta estructura universal, estimulando la sintonía con los ritmos naturales de la existencia. Al visualizar esta espiral expandiéndose a partir del centro del pecho y envolviendo todo el cuerpo, se crea un campo de resonancia con la armonía primordial, disolviendo bloqueos energéticos y promoviendo un estado de integración profunda. De la misma forma, aplicar estos principios en el ambiente, en el arte, en la arquitectura e incluso en el propio movimiento del cuerpo ayuda en la reconexión con la geometría de la vida. Esta conscientización transforma la manera en que se percibe la realidad, permitiendo que el orden y la belleza del universo se conviertan en una experiencia tangible y presente en el día a día. Al cultivar esta conexión, cada ser humano puede realinear su vibración con el flujo cósmico y vivenciar un estado continuo de armonía y bienestar.

Para iniciar esta práctica de conexión con la Proporción Áurea, es fundamental preparar adecuadamente el espacio. Escoge un ambiente tranquilo, donde te sientas a gusto y sin interrupciones. Este lugar debe transmitir armonía y serenidad, facilitando la inmersión en el ejercicio. Para intensificar la sintonía con la energía de la Proporción Áurea, utiliza objetos que posean esta proporción en su estructura natural, como conchas, mandalas, pirámides o imágenes de la Espiral Dorada. Estos elementos servirán como anclas visuales y vibracionales, reforzando la conexión con esta frecuencia. Además, encender una vela o posicionar cristales en el ambiente puede potenciar la vibración energética, creando un campo propicio para la práctica.

Una vez que el espacio esté preparado, acomódate de manera confortable e inicia la conexión con la armonía natural. Respira profundamente algunas veces, inspirando lentamente por la nariz y espirando suavemente por la boca, permitiendo que cada respiración calme tu mente y relaje tu cuerpo. Dirige tu atención a un elemento de la naturaleza que contenga la Proporción Áurea—puede ser una flor, una concha o incluso la imagen de una galaxia espiralada. Si no hay un objeto físico disponible, visualiza mentalmente una de estas formas. Contempla cómo esta estructura se manifiesta en la naturaleza de manera espontánea y perfecta, reflejando equilibrio y belleza en todas las cosas. Mientras observas, permite sentir esta armonía resonando dentro de ti, trayendo una profunda sensación de alineamiento con el flujo natural de la existencia.

Ahora, con la mente serena y conectada a la energía de la Proporción Áurea, pasa a la activación energética con la Espiral Dorada. Cierra los ojos y, con suavidad, visualiza esta espiral comenzando a formarse en el centro de tu pecho, exactamente en el chakra cardíaco. Imagínala girando de manera armoniosa, expandiéndose gradualmente e irradiando una luz dorada que envuelve todo tu ser. Siente esta energía fluyendo suavemente por tu cuerpo, restaurando tu equilibrio energético y promoviendo una sensación de armonía profunda. Permanece en este estado, respirando con consciencia y permitiendo que esta espiral alinee tu vibración al orden natural del universo. Para maximizar la experiencia, mantente en esta visualización por al menos diez minutos, permitiendo que la energía se estabilice y se integre a tu campo energético.

Caso desees aplicar esta técnica en otra persona, sigue un proceso similar, garantizando que ella también esté confortable y relajada. Pide que se acueste en una posición que favorezca la relajación y la respiración profunda. Oriéntala a inspirar y espirar pausadamente, soltando cualquier tensión acumulada. En seguida, con movimientos suaves de las manos, dibuja la Espiral Dorada en el aire sobre el cuerpo de la persona, comenzando por el centro del pecho y expandiendo hacia afuera. Visualiza la energía de esta espiral envolviéndola por completo, restaurando su armonía y equilibrio energético. Para intensificar el proceso, puedes utilizar un cristal esculpido en la forma de la Espiral Dorada o posicionar objetos que siguen la Proporción Áurea cerca del cuerpo de la persona, permitiendo que estas vibraciones actúen en su campo energético.

Tras concluir la práctica, es esencial realizar el anclaje y la finalización del proceso. Pide a la persona que respire profundamente algunas veces, trayendo su consciencia de vuelta al momento presente. Incentiva a compartir sus percepciones y sensaciones durante la experiencia, promoviendo una integración consciente de lo que fue vivenciado. Además, sugiere que observe la Proporción Áurea en la naturaleza e incluso en las formas del propio cuerpo, desarrollando una percepción más profunda de la armonía universal.

Los beneficios de esta práctica son vastos e incluyen la restauración del equilibrio energético, el alineamiento con la armonía natural, la ampliación de la consciencia sobre los patrones universales y una profunda sensación de paz y plenitud. Al incorporar esta técnica en el día a día, es posible fortalecer la conexión con la energía del universo y vivenciar un estado continuo de bienestar y armonía.

35: Vibración

La vibración es la esencia primordial que permea toda la existencia, conectando cada forma y estructura a la armonía universal. Todo en el universo, desde los átomos hasta las galaxias, emite frecuencias vibratorias específicas, influenciando la energía de los seres vivos y del ambiente a su alrededor. En la Geometría Sagrada, estas vibraciones se manifiestan a través de formas y patrones que resuenan con la estructura fundamental del cosmos. Los Arcturianos, seres conocidos por su elevada consciencia y conocimiento avanzado sobre energías sutiles, utilizan estas vibraciones para promover la cura, el equilibrio y la expansión espiritual. Comprender y trabajar conscientemente con esta energía posibilita ajustes vibracionales profundos, permitiendo la elevación de la frecuencia personal y la armonización del campo energético. Cuando sintonizamos nuestras propias vibraciones con patrones geométricos de alta frecuencia, abrimos un canal para un flujo energético más puro y alineado con las leyes universales.

La aplicación práctica de este conocimiento involucra el uso intencional de formas geométricas, sonido y visualización para crear un estado de resonancia armónica en el cuerpo y la mente. Cada símbolo geométrico posee una firma vibracional única, capaz de interactuar con los centros energéticos y promover ajustes sutiles en el flujo de energía vital. La Merkaba, por ejemplo, actúa como un campo de protección y activación espiritual, mientras que la Flor de la Vida ayuda en el equilibrio energético y en el alineamiento con patrones universales de creación. El Cubo de Metatron intensifica la conexión con dimensiones superiores, facilitando la expansión de la consciencia y la elevación vibracional. Cuando se combinan con frecuencias sonoras específicas, como mantras sagrados, frecuencias solfeggio o sonidos binaurales, estos patrones geométricos se vuelven aún más poderosos, amplificando sus efectos en el campo energético individual. Esta interacción entre forma y sonido crea un campo de resonancia que puede ser dirigido a la cura, el alineamiento espiritual y la activación de estados expandidos de percepción.

Al integrar esta práctica en el cotidiano, se desarrolla una mayor sensibilidad a la vibración de las formas y los sonidos, permitiendo una sintonía más profunda con las frecuencias sutiles que rigen la existencia. La visualización de geometrías sagradas, junto con la emisión consciente de sonidos armónicos, fortalece el campo áurico y equilibra los chakras, restaurando la fluidez energética y promoviendo un estado de paz interior. Además, la conexión con estas vibraciones facilita el despertar espiritual, proporcionando una comprensión más amplia de la interconectividad entre todas las cosas. Incorporar este conocimiento a la rutina, ya sea a través de la meditación, del uso de símbolos en el ambiente o de la escucha de frecuencias sonoras específicas, permite una transformación vibracional continua, alineando el ser con las frecuencias más elevadas de la creación. De esta forma, la vibración de la Geometría Sagrada se convierte no solo en un concepto a ser estudiado, sino en una experiencia vivencial capaz de expandir la consciencia y fortalecer la conexión con el flujo energético universal.

Antes de iniciar la práctica, es esencial preparar el ambiente para garantizar que la energía fluya libremente y se potencialice. Escoge un espacio tranquilo, donde no haya interrupciones, y, si es posible, armonízalo utilizando elementos que resuenen con la Geometría Sagrada. Posiciona cristales específicos o objetos que representen formas geométricas de alta vibración, como el Cubo de Metatron, la Merkaba o la Flor de la Vida. Estos símbolos ayudan a amplificar la energía del ambiente, creando un campo propicio para la práctica. Para intensificar la experiencia, puedes añadir música de alta frecuencia, como sonidos binaurales, frecuencias solfeggio o cantos armónicos, pues estas vibraciones sonoras ayudan en la sintonía con los planos sutiles.

Cuando el ambiente esté debidamente preparado, acomódate de manera confortable e inicia un proceso de respiración profunda y consciente. Inspira lentamente, llenando los pulmones, y espira suavemente, liberando cualquier tensión o bloqueo energético. A medida que tu mente se calma, comienza a visualizar a tu alrededor formas geométricas luminosas, vibrando en diferentes frecuencias. Siente estas geometrías pulsando en sintonía con tu energía, expandiéndose y llenando todo el espacio con su luz. Escoge una geometría específica para trabajar – la Merkaba para protección, la Flor de la Vida para equilibrio o el Cubo de Metatron para elevación espiritual. Permite que esta forma geométrica se integre a tu campo energético, absorbiendo su vibración y ajustando tu frecuencia interna.

Ahora, introduce la vibración sonora para intensificar esta conexión. Escoge un sonido vocal que resuene contigo, como el sagrado "OM", y entónalo suavemente mientras mantienes la visualización de la geometría sagrada. Si prefieres, utiliza instrumentos vibracionales, como cuencos tibetanos, campanas o diapasones, para amplificar el efecto de la práctica. A medida que el sonido reverbera, percibe cómo interactúa con la forma geométrica elegida, potenciando su energía y creando una resonancia armónica dentro y alrededor de ti. Siente esta vibración expandiéndose por tu cuerpo, alineando tus centros energéticos y promoviendo un profundo estado de equilibrio y conexión.

Si deseas aplicar esta técnica en otra persona, pide que se acueste confortablemente y se relaje. Escoge la forma geométrica más apropiada para su campo energético y visualízala pulsando luz y energía sobre ella. Con las manos, dibuja la geometría en el aire sobre el cuerpo de la persona, dirigiendo la vibración con la intención de cura y armonización. Si estás utilizando sonido, posiciónate cerca del chakra que necesita ajuste y emite la vibración correspondiente, permitiendo que la resonancia actúe directamente en la restauración de la energía. Durante el proceso, refuerza tu intención con afirmaciones positivas, como: "Siente la vibración de la

Geometría Sagrada restaurando tu energía y elevando tu consciencia." Observa las reacciones de la persona, respetando su tiempo y sus percepciones.

Para concluir la práctica, es fundamental anclar las energías trabajadas y traer la consciencia de vuelta al estado normal. Pide a la persona que respire profundamente algunas veces, sintiéndose presente en el aquí y ahora. Conversa sobre las sensaciones experimentadas y ofrece orientaciones para que continúe conectándose con las vibraciones geométricas en su rutina diaria. Sugiere prácticas como la visualización constante de estas formas, la escucha de sonidos armónicos o el contacto físico con símbolos geométricos en objetos y artefactos.

Al integrar esta práctica en el día a día, los beneficios se vuelven perceptibles: la elevación de la frecuencia vibracional, la armonización energética profunda, la expansión de la consciencia y la activación de estados elevados de meditación. La Geometría Sagrada es una poderosa herramienta de transformación y alineamiento, permitiendo que la conexión con el campo energético universal sea cada vez más fluida y natural.

36: Símbolos

Los símbolos de la Geometría Sagrada poseen patrones vibracionales capaces de influir en la energía del entorno y de los individuos que entran en contacto con ellos. Presentes en diversas culturas y tradiciones espirituales, estas formas geométricas no son meras representaciones visuales, sino portales de conexión con dimensiones superiores y campos energéticos sutiles. La Flor de la Vida, el Merkaba, el Árbol de la Vida y el Cubo de Metatron son algunos de los ejemplos más poderosos, cada uno desempeñando funciones específicas en la armonización, protección y elevación de la consciencia. Utilizados durante milenios por civilizaciones antiguas, estos símbolos permanecen relevantes hasta la actualidad, siendo aplicados en prácticas meditativas, terapias energéticas y estudios sobre la estructura fundamental del universo. Su impacto va más allá de la estética o del conocimiento esotérico; representan el lenguaje universal de la creación, codificando principios matemáticos y espirituales que rigen la realidad.

La interacción con estos símbolos puede ser profundamente transformadora cuando se realiza con intención y comprensión. El primer paso para acceder a sus frecuencias consiste en establecer un espacio propicio para esa conexión. Un ambiente armonizado no solo favorece la sintonía con los símbolos, sino que también amplifica los efectos de sus energías sutiles. Elementos como cristales, mandalas e inciensos ayudan en la elevación vibracional, creando un campo energético que facilita el contacto con dimensiones superiores. Además, la elección del símbolo adecuado para cada situación es esencial para potenciar sus beneficios. Cada forma geométrica lleva una firma energética distinta, influenciando diferentes aspectos del ser y del ambiente. La Flor de la Vida, por ejemplo, resuena con la armonía y la unidad del cosmos, mientras que el Merkaba actúa como un vehículo de ascensión espiritual y protección. El Cubo de Metatron, por su parte, posee un fuerte poder de purificación y alineamiento energético, funcionando como un canal de transmutación de energías densas. Al comprender estas propiedades, se vuelve posible utilizar estos símbolos de forma dirigida, promoviendo el equilibrio y la expansión espiritual.

La aplicación práctica de estos símbolos se da principalmente a través de la meditación y la visualización. Al concentrarse en un símbolo específico, ya sea sosteniendo una representación física o proyectando su imagen mentalmente, se inicia un proceso de resonancia energética. Esta práctica permite absorber las vibraciones benéficas de la geometría sagrada, facilitando la armonización del campo áurico y la activación de potenciales latentes de la consciencia. Durante la meditación, la respiración consciente y la intención clara intensifican esta conexión, posibilitando estados ampliados de percepción. Para aquellos que desean ir más allá de la experiencia individual, es posible emplear estos símbolos en terapias energéticas, ayudando en la restauración del equilibrio vibracional de otras personas. Al posicionar un símbolo sobre un centro energético específico del cuerpo o trazar su forma en el aire, se crea un campo de cura que actúa directamente en la frecuencia de la persona, promoviendo el alivio de bloqueos y el fortalecimiento de la energía vital. La integración de estos símbolos en la vida cotidiana, ya sea a través de amuletos, arte sacra o prácticas espirituales regulares, permite mantener un estado continuo de alineamiento y protección energética, favoreciendo una jornada de autoconocimiento y conexión con lo divino.

Para conectar profundamente con los símbolos de la Geometría Sagrada y acceder a sus potentes frecuencias energéticas, es esencial seguir un proceso estructurado que involucra preparación, elección consciente del símbolo, meditación y aplicación en sí mismo o en otras personas. Cada etapa fortalece la sintonía con estas energías sutiles, permitiendo una experiencia más intensa y transformadora.

El primer paso es la preparación del espacio, pues un ambiente adecuado favorece la conexión energética e intensifica los efectos de la práctica. Elija un lugar tranquilo, donde no haya interrupciones, y procure armonizarlo de manera que refleje paz y serenidad. Coloque símbolos geométricos sagrados alrededor, como mandalas, cristales grabados o representaciones de la Flor de la Vida, del Merkaba o del Cubo de Metatron.

Estos elementos sirven como anclas energéticas, ayudando a establecer una frecuencia elevada en el ambiente. Para potenciar aún más esta atmósfera, encienda una vela o un incienso de su preferencia, permitiendo que los aromas ayuden en la elevación vibracional y en la creación de un campo propicio para la conexión espiritual.

Con el espacio debidamente preparado, el próximo paso involucra la elección del símbolo adecuado. Cada figura de la Geometría Sagrada posee una vibración específica y actúa en diferentes aspectos de la energía personal y ambiental. Si el objetivo es el equilibrio y la armonía, la Flor de la Vida es la mejor elección, pues su estructura representa la interconectividad de todo lo que existe. Para aquellos que buscan protección energética y activación espiritual, el Merkaba se destaca, pues simboliza un vehículo de luz capaz de ampliar la consciencia. El Árbol de la Vida es ideal para expandir la conexión espiritual y comprender mejor los ciclos de la existencia. Si la necesidad es la limpieza energética y elevación vibracional, el Cubo de Metatron cumple ese papel, pues contiene todas las formas geométricas que estructuran la creación, funcionando como un poderoso purificador de energías densas.

Tras seleccionar el símbolo más adecuado, se inicia la meditación con el símbolo, que es el momento de inmersión y sintonía con su frecuencia. Siéntese cómodamente, de preferencia en un lugar silencioso, y sostenga el símbolo elegido o visualícelo con nitidez. Cierre los ojos y respire profundamente, permitiendo que su mente se calme y su percepción sutil se expanda. Imagine el símbolo brillando intensamente y, a medida que respira, visualice esa luz expandiéndose a su alrededor, formando un campo energético protector y armonizador. Déjese envolver por esa energía, permitiendo que llene cada célula de su cuerpo, equilibrando su vibración. Permanezca en ese estado meditativo por aproximadamente 10 a 15 minutos, o el tiempo que sienta necesario, absorbiendo las cualidades y la fuerza del símbolo en su campo energético.

Si desea expandir esta práctica para ayudar a otras personas, puede aplicar la técnica de uso de los símbolos en la armonización energética de terceros. Para ello, pida a la persona que se acueste cómodamente, permitiendo que entre en un estado de relajación profundo. Elija un símbolo de acuerdo con su necesidad y colóquelo cerca del chakra correspondiente. Por ejemplo, si la intención es la expansión espiritual, el Merkaba puede ser colocado sobre el chakra cardíaco, facilitando la apertura a frecuencias superiores. Al colocar el símbolo, visualice su energía fluyendo suavemente hacia el cuerpo de la persona, restaurando su equilibrio vibracional y disolviendo bloqueos energéticos. Si lo prefiere, también puede dibujar el símbolo en el aire con las manos, trazando su forma mientras proyecta intenciones de cura, armonía y protección. Para potenciar los efectos, utilice afirmaciones poderosas, como: "La energía de la Flor de la Vida restaura tu equilibrio y conexión con lo divino". Estas palabras funcionan como comandos vibracionales que refuerzan la integración de la energía del símbolo en el campo sutil de la persona.

Por último, se llega a la etapa de cierre e integración, donde la transición entre la experiencia meditativa y el estado de consciencia normal debe ocurrir de forma suave. Tras la práctica, pida a la persona que respire profundamente algunas veces, retornando lentamente a la percepción del entorno que la rodea. Pregunte sobre sus sensaciones y experiencias, permitiendo que exprese cómo se sintió durante el proceso. Para mantener los beneficios a lo largo del día, recomiende que lleve consigo una pequeña representación del símbolo utilizado, ya sea en forma de colgante, dibujo o cristal grabado. Esto ayudará a mantener la vibración elevada y la conexión con la energía trabajada en la práctica.

Los beneficios de este proceso son innumerables. La conexión con los símbolos de la Geometría Sagrada fortalece la espiritualidad, promueve una profunda armonización energética y crea una capa protectora contra influencias externas negativas. Además, facilita la expansión de la consciencia, permitiendo el acceso a estados elevados de meditación y percepción. Al incorporar estas prácticas en la rutina, se vuelve posible experimentar una transformación interior continua, alineándose cada vez más con las energías universales y despertando un estado de equilibrio y plenitud.

37: Códigos de Sanación de la Geometría Sagrada

Los Códigos de Cura de la Geometría Sagrada representan un puente entre las leyes universales y la experiencia humana, trayendo consigo una vibración capaz de restaurar el equilibrio energético en múltiples niveles. Estos patrones geométricos, impregnados de conocimiento ancestral e inteligencia cósmica, actúan como herramientas de reconfiguración de la matriz energética, disolviendo bloqueos y realineando frecuencias para promover la armonía integral del ser. Al interactuar con estas formas sagradas, ya sea mediante la visualización, proyección mental o inscripción en superficies físicas, se accede a un campo de información vibracional que transciende los límites del tiempo y del espacio, activando procesos de cura profundos y transformadores. Su aplicación no se restringe al cuerpo físico, sino que abarca los niveles emocional, mental y espiritual, promoviendo una restauración sistémica que favorece tanto la expansión de la consciencia como el fortalecimiento de la conexión con dimensiones superiores.

Cada código geométrico lleva una firma energética específica, resonando con aspectos distintos de la existencia y sirviendo como un canal para la manifestación del orden cósmico en la realidad material. La activación de estos códigos ocurre cuando la mente y la intención consciente se alinean a la frecuencia que representan, permitiendo que su vibración se integre al campo áurico e inicie un proceso de resonancia. Este fenómeno puede ser observado tanto en prácticas individuales como en terapias energéticas colectivas, donde los códigos se emplean para restaurar el flujo de energía vital, desbloquear emociones reprimidas y realinear los centros energéticos. El uso de cristales, sonidos y mantras potencia esta interacción, amplificando los efectos y creando un campo de armonía que reverbera más allá del individuo, influenciando también el entorno.

Entre los símbolos más utilizados en este contexto, destacan el Cubo de Metatron, la Flor de la Vida y el Merkaba, cada uno desempeñando un papel esencial en el proceso de cura y ascensión espiritual. El Cubo de Metatron es un poderoso canal de protección y alineamiento, capaz de disolver energías densas y fortalecer el campo vibracional. La Flor de la Vida, a su vez, contiene los patrones fundamentales de la creación, favoreciendo la restauración de la armonía interna y la activación del potencial latente del ser. El Merkaba funciona como un vehículo interdimensional de luz, facilitando conexiones espirituales profundas y expandiendo la consciencia más allá de las limitaciones de la realidad tridimensional. La integración de estos códigos en la vida cotidiana posibilita un realineamiento constante con las fuerzas que sustentan el orden universal, promoviendo equilibrio, protección y evolución continua. Al interactuar con los Códigos de Cura de la Geometría Sagrada, se abre un camino para el autoconocimiento y la transformación interior, permitiendo que la vibración original del alma se manifieste plenamente en la existencia terrenal.

Estos códigos operan como llaves energéticas capaces de desbloquear patrones limitantes, liberar energías estancadas y realinear los cuerpos sutiles, promoviendo cura y expansión de consciencia en múltiples niveles. Funcionan como catalizadores energéticos que, cuando correctamente aplicados, armonizan las frecuencias del individuo, eliminan bloqueos emocionales, alivian dolores físicos, restauran el flujo energético y fortalecen la conexión con dimensiones superiores. Su acción es sutil, pero profundamente transformadora, pues actúan directamente en los campos vibracionales que estructuran la realidad y la experiencia humana.

La Geometría Sagrada contiene los principios fundamentales que rigen la armonía del universo y, mediante los Códigos de Cura, esta matemática cósmica puede ser utilizada para reconfigurar la energía del cuerpo humano, llevándolo de vuelta a su estado natural de equilibrio y plenitud. Existen diferentes formas de aplicación de estos códigos, y cada una de ellas proporciona una experiencia única de conexión y transformación.

Una de las maneras más comunes de activarlos es mediante la visualización, donde se imagina mentalmente la geometría sagrada vibrando e interactuando con el campo energético, disolviendo bloqueos y restaurando el flujo de energía vital. Esta técnica puede ser perfeccionada al concentrarse en la respiración y en la intención específica de cura. El dibujo de los códigos, ya sea en el aire con las manos, sobre la piel o en superficies específicas, permite anclar estas frecuencias en un nivel más físico, haciendo la experiencia aún más tangible.

La proyección mental es otra técnica poderosa, en la cual la persona mentaliza la geometría siendo integrada al propio cuerpo o al ambiente, expandiendo su influencia vibracional. Este método puede ser utilizado tanto para la cura personal como para armonizar espacios y ayudar a otras personas, proyectando los códigos directamente en el campo energético de ellas. El uso de cristales potencia esta práctica, pues estas piedras pueden ser programadas con los códigos de cura y colocadas sobre los chakras o puntos específicos del cuerpo para amplificar su actuación. Cuarzos, amatistas y selenitas son especialmente recomendados para este tipo de trabajo.

Otra aproximación eficaz es la utilización de sonidos y mantras, pues la vibración sonora resuena directamente con la geometría sagrada, activando sus propiedades curativas. Cada código posee una frecuencia específica que puede ser potenciada mediante entonaciones vocales, cánticos o incluso instrumentos musicales. Sonidos como el "OM" o frecuencias binaurales pueden ser combinados con la visualización de los códigos para crear un campo vibracional aún más poderoso.

Dentro de los Códigos de Cura Arcturianos, algunos de los más conocidos incluyen el Cubo de Metatron, que promueve un realineamiento energético profundo, limpiando bloqueos y ofreciendo protección espiritual. La Flor de la Vida, símbolo de la creación universal, se utiliza para equilibrar las energías vitales, restaurar la armonía emocional y elevar la vibración del individuo. El Merkaba, a su vez, activa el cuerpo de luz y facilita la conexión con dimensiones superiores, promoviendo una profunda expansión de la consciencia.

La Espiral Dorada de Fibonacci es otro código esencial, pues representa el flujo continuo de la energía vital y la regeneración celular, ayudando en la cura física y en la reconexión con el orden natural del universo. El Árbol de la Vida simboliza la conexión entre espíritu y materia, promoviendo un alineamiento profundo entre los diferentes aspectos del ser. Cada uno de estos códigos puede ser utilizado individualmente o en combinación, dependiendo de la necesidad de cura y transformación de cada momento.

La práctica de los Códigos de Cura Arcturianos no se restringe al individuo, pudiendo ser aplicada en otras personas, ambientes e incluso situaciones, ayudando a disolver energías densas y restaurar la armonía en diversos contextos. Durante una sesión de cura, el practicante puede proyectar mentalmente los códigos en el campo energético del receptor, dibujarlos con las manos o utilizar objetos que contengan estos símbolos sagrados para amplificar su vibración.

Los Arcturianos enseñan que, al entrar en resonancia con estas formas geométricas, un campo de transformación se abre, permitiendo que la persona absorba energías superiores y reestructure su propia frecuencia vibracional. Este conocimiento puede ser integrado a prácticas espirituales, terapias holísticas, meditaciones y procesos de autotransformación. Al conectar conscientemente con los Códigos de Cura de la Geometría Sagrada, se accede a un flujo energético que transciende la materia y alinea la esencia con el campo universal de la creación, permitiendo que la cura y la evolución sucedan de manera profunda y duradera.

38: Flor de la Vida

La Flor de la Vida manifiesta la estructura fundamental de la creación, revelando la perfección matemática y geométrica que sustenta toda la existencia. Este patrón sagrado, encontrado en diversas culturas y tradiciones a lo largo de la historia, es una expresión visual de la interconexión entre todas las formas de vida y los principios universales que rigen la realidad. Compuesta por una secuencia de círculos sobrepuestos de forma simétrica, la Flor de la Vida contiene en su estructura los secretos de la armonía cósmica, reflejando el lenguaje primordial del universo. Su geometría está directamente ligada al proceso de formación de la materia, a la organización de las partículas subatómicas y al flujo de la energía vital que permea todos los planos de existencia. A través de ella, es posible acceder a conocimientos profundos sobre la creación, la consciencia y la interrelación entre los mundos físico y espiritual.

Los Arcturianos, seres altamente evolucionados en consciencia y tecnología espiritual, utilizan la Flor de la Vida como una herramienta de armonización y alineamiento energético. Su uso va más allá de la contemplación visual, extendiéndose a prácticas avanzadas de cura, meditación y activación de la consciencia superior. La estructura de la Flor de la Vida resuena con la frecuencia de las formas primordiales del universo, permitiendo la reorganización de las energías sutiles que componen el ser humano. Al interactuar con este campo de geometría sagrada, los chakras entran en equilibrio, el aura se purifica y los patrones vibracionales desalineados son restaurados a su configuración original de armonía y perfección. Este proceso no solo fortalece el campo energético individual, sino que también favorece la conexión con dimensiones superiores, ampliando la percepción y despertando memorias ancestrales dormidas en el ADN espiritual.

Además de su influencia sobre el cuerpo energético, la Flor de la Vida es una llave para acceder a los registros cósmicos y comprender la estructura subyacente a la realidad. Contiene en sí todas las formas geométricas que fundamentan la creación, incluyendo el Cubo de Metatron, los sólidos platónicos y el Merkaba, representando la interacción entre el espacio, el tiempo y la consciencia. Esta matriz universal es utilizada por los Arcturianos para facilitar procesos de ascensión, impulsar la evolución espiritual e integrar al ser humano a estados más elevados de consciencia. Al meditar sobre este patrón sagrado o trabajar directamente con su vibración, es posible desbloquear potenciales internos, restaurar la conexión con la sabiduría universal y sintonizarse con la verdadera esencia del cosmos.

39: Merkaba

El Merkaba es un campo de luz que envuelve el cuerpo humano, activando el Cuerpo de Luz y facilitando la ascensión. Está compuesto por dos tetraedros que giran en direcciones opuestas, creando un vórtice energético que conecta al individuo con dimensiones superiores. Los Arcturianos utilizan el Merkaba para promover la cura multidimensional, la expansión de la consciencia y la conexión con el Yo Superior.

Para aplicar el Merkaba en sí mismo, es esencial crear un ambiente adecuado y preparar tanto el cuerpo como la mente para la activación de esta poderosa geometría sagrada. El primer paso es encontrar un lugar silencioso, donde no serás interrumpido, garantizando que la práctica transcurra sin distracciones. Sentado cómodamente, con la columna erguida y los pies bien apoyados en el suelo, comienza a respirar profundamente, inspirando por la nariz y espirando lentamente por la boca. Esta respiración consciente ayuda a calmar la mente y a alinear la energía. En seguida, visualiza un flujo de luz dorada descendiendo del universo y penetrando suavemente por la parte superior de tu cabeza, llenando todo tu ser con una energía cálida y purificadora.

Con el cuerpo y la mente preparados, la próxima etapa es la activación de la geometría sagrada del Merkaba. Imagina a tu alrededor dos tetraedros interconectados – uno apuntando hacia arriba y otro hacia abajo. El tetraedro superior, que representa la energía masculina y el espíritu, comienza a girar en el sentido de las agujas del reloj, mientras que el inferior, que simboliza la energía femenina y la materia, gira en sentido contrario. Conforme estos sólidos platónicos aumentan la velocidad de rotación, un campo de luz brillante y pulsante se forma a tu alrededor. Mentaliza que este campo luminoso está trabajando en tu energía, disolviendo bloqueos emocionales, equilibrando tus chakras y expandiendo tu consciencia. Siente la vibración sutil de esta geometría sagrada armonizando tu ser en un nivel profundo.

A medida que la rotación del Merkaba se intensifica, percibe tu energía elevándose, trascendiendo los límites del cuerpo físico. Siéntete expandiendo más allá de la realidad tridimensional, conectándote con planos superiores de existencia. Imagina que esta estructura energética se alinea a la frecuencia de los Arcturianos, permitiendo un flujo directo de cura y sabiduría universal. Para reforzar esta conexión, afirma mentalmente: "Yo activo mi Merkaba y permito que mi consciencia se expanda en armonía y luz." Permanece en este estado de elevada vibración por algunos minutos, absorbiendo las frecuencias sutiles de la geometría sagrada.

Después de esta experiencia transformadora, es fundamental realizar el anclaje de la energía.

Lentamente, visualiza la rotación de los tetraedros disminuyendo gradualmente hasta estabilizarse alrededor de tu cuerpo. Siente tu energía perfectamente integrada y alineada, en equilibrio con tu esencia. Inspira profundamente, mueve suavemente el cuerpo y, cuando te sientas listo, abre los ojos. Esta finalización cuidadosa asegura que la práctica sea concluida de manera equilibrada, permitiendo que los beneficios del Merkaba sean plenamente asimilados.

Así como es posible activar el Merkaba en sí mismo, esta geometría sagrada también puede ser aplicada en otras personas para promover la cura y expansión de la consciencia. El primer paso para esto es crear un espacio energético adecuado. Pide a la persona que recibirá la activación que se recueste o se siente cómodamente, orientándola a respirar profundamente y relajarse. En seguida, visualiza un círculo de luz envolviéndolos, creando un campo sagrado de protección y alta vibración.

Con el espacio energético establecido, procede a la activación del Merkaba alrededor de la persona. Posiciona las manos sobre ella – o, si prefieres, visualízala rodeada por un campo de luz brillante. Imagina los dos tetraedros girando en direcciones opuestas alrededor de su cuerpo, formando un vórtice energético que purifica y fortalece su estructura espiritual. Mentaliza una luz dorada descendiendo del universo y llenando completamente a la persona, activando su Cuerpo de Luz y elevando su vibración.

Para profundizar la experiencia, incentiva a la persona a visualizar o sentir su energía subiendo, conectándose a su Yo Superior. Este proceso puede ser intensificado con la repetición de mantras arcturianos o afirmaciones que refuercen la conexión con dimensiones superiores. Además, la utilización de sonidos armónicos y frecuencias como 852 Hz y 963 Hz puede ser una herramienta poderosa para facilitar la activación espiritual, promoviendo estados elevados de consciencia.

Después de la activación, es esencial cerrar el proceso con cuidado. Reduce gradualmente la rotación del Merkaba, visualizándolo estabilizándose alrededor de la persona. Oriéntala a mover suavemente el cuerpo antes de levantarse para garantizar que su energía esté bien anclada. Finalmente, compartan insights o sensaciones que puedan haber surgido durante la práctica, pues estas percepciones pueden traer mensajes valiosos para el proceso de crecimiento espiritual.

La práctica del Merkaba ofrece innumerables beneficios, siendo uno de los más notables la expansión de la consciencia. Al activar esta geometría sagrada, el individuo experimenta una ampliación de percepción, permitiéndole acceder a nuevas dimensiones de sabiduría y comprensión espiritual. Además, el Merkaba fortalece significativamente el campo energético, funcionando como un escudo vibracional que protege contra energías densas y desequilibradas.

Otro beneficio fundamental es el acceso a frecuencias superiores. Esta activación permite la sintonía con planos más elevados de existencia, facilitando la comunicación con guías espirituales y seres de luz. Al mismo tiempo, el Merkaba actúa como un poderoso mecanismo de limpieza y armonización vibracional, disolviendo bloqueos energéticos, equilibrando los chakras y promoviendo un estado de paz y bienestar interior.

Por último, un aspecto fascinante de esta práctica es la activación del ADN espiritual. Muchas tradiciones espirituales afirman que el ser humano posee capas dormidas de su código genético que pueden ser despertadas a través de prácticas energéticas avanzadas. El Merkaba, al conectar al individuo con frecuencias elevadas, potencializa esta activación, facilitando el desarrollo de habilidades intuitivas, expansión de la consciencia y alineamiento con su propósito de vida.

Al incorporar la práctica del Merkaba a la rutina espiritual, es posible experimentar una transformación profunda, elevando la vibración personal y fortaleciendo la conexión con el universo.

40: Cubo de Metatron

El Cubo de Metatron contiene en sí mismo los cinco sólidos platónicos, que representan los elementos de la naturaleza y los bloques de construcción de la realidad. Los Arcturianos utilizan el Cubo de Metatron para armonizar los cuerpos sutiles, equilibrar las energías y promover la curación física y emocional. El Cubo de Metatron contiene los cinco sólidos platónicos, representando los elementos fundamentales de la naturaleza: tierra, agua, fuego, aire y éter. Su geometría sagrada actúa como un catalizador de equilibrio y curación, siendo utilizada por los Arcturianos para armonizar los cuerpos sutiles, estabilizar energías y promover la curación física y emocional.

Para aplicar esta poderosa herramienta en sí mismo, es esencial seguir un proceso estructurado que permita la sintonización energética y la integración de su vibración al campo personal.

Primeramente, escoja un local tranquilo, donde pueda concentrarse sin interrupciones. Siéntese cómodamente, garantizando que la columna esté erguida y los pies firmemente apoyados en el suelo. Cierre los ojos e inicie una respiración profunda y consciente, inspirando suavemente por la nariz y espirando por la boca, permitiendo que su cuerpo se relaje gradualmente.

Visualice una luz dorada descendiendo del alto y envolviéndolo completamente, llenándolo de serenidad y protección.

Con la mente serena y el cuerpo receptivo, concéntrese en la activación del Cubo de Metatron. Imagine esta estructura geométrica sagrada formándose a su frente, resplandeciente en tonos dorados y azulados. Sienta su energía expandiéndose, tocándolo suavemente y alineándose con su vibración. Visualice el Cubo comenzando a girar lentamente en el sentido horario, emitiendo ondas de energía pura que envuelven su ser. Permítase sentir esta energía penetrando en su campo, disolviendo tensiones y equilibrando los flujos internos.

Ahora, dirija su atención al proceso de curación y equilibrio interno. Visualice el Cubo de Metatron descendiendo suavemente hasta encontrar su chakra raíz, localizado en la base de la columna. Permita que su energía fortalezca su anclaje y revitalice su fuerza vital. En seguida, mueva la estructura para el chakra sacro, situado logo debajo del ombligo, y perciba la activación de su creatividad y equilibrio emocional. En el plexo solar, centro de su autoconfianza y poder personal, imagine el Cubo irradiando una luz intensa, disipando cualquier bloqueo.

Al llegar al chakra cardíaco, sienta la energía del Cubo expandiéndose en ondas de amor incondicional y compasión. Deje esta luz envolver su pecho, disolviendo heridas y abriendo camino para conexiones más puras. Moviéndose para el chakra laríngeo, perciba la activación de su expresión y verdad interior, permitiendo que su comunicación se torne más clara y auténtica. En el tercer ojo, situado entre las cejas, visualice el Cubo ampliando su claridad mental e intuición, conectándolo a niveles más profundos de percepción. Por fin, al alcanzar el chakra coronario, en el topo de la cabeza, imagine una luz violeta y dorada conectándolo al divino, trayendo iluminación y sabiduría.

Después de este alineamiento, visualice la energía del Cubo expandiéndose más allá de su cuerpo, conectándose al campo universal de sabiduría. Sienta su consciencia ampliándose, absorbiendo conocimiento e insights profundos. En este momento, mentalice la afirmación: "Yo activo la geometría sagrada del Cubo de Metatron para purificar, equilibrar y expandir mi energía."

Para finalizar, visualice el Cubo disminuyendo su rotación y suavemente fijándose dentro de su campo energético, donde continuará vibrando en armonía con su esencia. Respire profundamente tres veces, sintiéndose completamente presente y equilibrado. Abra los ojos lentamente, muévase suavemente y retorne a su estado de vigilia con una sensación renovada de bienestar y claridad.

Además de utilizarlo en sí mismo, el Cubo de Metatron también puede ser aplicado en otras personas para promover curación y equilibrio energético. Para esto, inicie creando un espacio sagrado adecuado para la práctica. Pida para la persona sentarse o deitarse cómodamente, garantizando que esté relajada y en un estado receptivo. Oriéntela a respirar profundamente, permitiendo que su cuerpo y mente se abran a la experiencia. Entonces, visualice una esfera de luz dorada alrededor de ambos, formando un campo energético de protección y conexión.

Con el ambiente preparado, concéntrese en la activación del Cubo de Metatron sobre el cuerpo de la persona. Imagínelo girando suavemente encima de ella, irradiando energía de curación y disolviendo cualquier bloqueo o densidades acumuladas. Si siente intuitivamente, utilice sus manos para direccionar esta energía, canalizando luz sobre puntos específicos y reforzando el flujo energético de la persona.

Ahora, visualice el Cubo descendiendo y posicionándose sobre cada chakra, uno de cada vez. Al pasar por el chakra raíz, permita que la energía del Cubo traiga estabilidad y fuerza. En el chakra sacro, visualice un flujo suave de creatividad y equilibrio emocional siendo restaurado. En el plexo solar, sienta la activación del poder personal y de la autoconfianza. Al llegar al chakra cardíaco, permita que el Cubo expanda sentimientos de amor y compasión. En el laríngeo, visualice una activación de la expresión genuina y auténtica. En el tercer ojo, sienta la conexión con la intuición intensificarse, mientras en el chakra coronario, visualice una expansión espiritual luminosa.

Para potencializar este proceso, es posible utilizar cristales específicos posicionados sobre cada chakra o incorporar frecuencias vibracionales, como 432 Hz o 528 Hz, que auxilian en la armonización energética.

Cuando sienta que la energía fue estabilizada, visualice el Cubo de Metatron fijándose en el campo áurico de la persona, donde continuará actuando en su equilibrio. Pida para ella respirar profundamente y sentirse plenamente restaurada. Para finalizar, condúzcala a una breve meditación o recite un mantra de anclaje, como: "Que esta energía sagrada traiga equilibrio y claridad para mi jornada."

Los beneficios de esta práctica son profundos y abrangentes. Además de proporcionar una armonización energética intensa, el Cubo de Metatron auxilia en el alineamiento de los chakras y cuerpos sutiles, promoviendo un estado de equilibrio y bienestar integral. Su vibración también favorece el acceso a estados elevados de consciencia, permitiendo mayor conexión con dimensiones superiores de conocimiento y espiritualidad. La práctica regular contribuye para la curación emocional, ayudando a liberar patrones limitantes y restaurar la claridad mental.

Por fin, al activar esta poderosa geometría sagrada, no apenas protegemos y fortalecemos nuestro campo energético, mas también nos abrimos para una jornada de autotransformación y conexión con lo divino.

41: Espiral

La espiral es un símbolo de crecimiento, expansión y evolución. Representa el movimiento de la energía vital y la jornada del alma en dirección a la ascensión. Los Arcturianos utilizan la espiral para activar el ADN, acelerar el proceso de curación y promover la conexión con la sabiduría universal. La espiral es un símbolo ancestral de crecimiento, expansión y evolución espiritual, reflejando el flujo de la energía vital y la ascensión de la consciencia. Su movimiento resuena con los patrones de la naturaleza, desde la rotación de las galaxias hasta el crecimiento de las plantas y la estructura del propio ADN humano. Los Arcturianos, seres conocidos por su elevada consciencia y sabiduría cósmica, utilizan la espiral como una poderosa herramienta de activación energética, promoviendo la expansión del ser en diferentes niveles. Al incorporar este símbolo en prácticas espirituales, es posible acelerar procesos de curación, despertar potenciales adormecidos y establecer una conexión profunda con la sabiduría universal.

Para aplicar la espiral en sí mismo, el primer paso envuelve la preparación y la conexión con esta energía. Escoja un local tranquilo, donde pueda concentrarse sin interrupciones. Siéntese cómodamente o permanezca de pie con los pies firmemente alineados al suelo. Respire profundamente algunas veces, permitiendo que la mente y el cuerpo se relajen completamente. En seguida, visualice una espiral luminosa flotando encima de su cabeza, irradiando una luz vibrante y acogedora, que comienza a descender suavemente en su dirección, preparando el campo energético para la activación.

Al avanzar para la activación del flujo energético, imagine esta espiral comenzando a girar en el sentido horario alrededor de su cuerpo. Sienta su presencia como una corriente de luz dorada y azulada, envolviéndolo completamente. Visualice esta energía penetrando en cada célula, despertando memorias cósmicas y activando su potencial interior. Déjese llevar por la sensación de ligereza y expansión, percibiendo como su vibración se eleva y su campo energético se fortalece.

En el estadio siguiente, la activación del ADN espiritual, dirija su atención al centro de su ser, concentrándose en el chakra cardíaco. Imagine que una pequeña espiral dorada surge en este punto y comienza a expandirse, recorriendo todo su cuerpo con su frecuencia elevada. Sienta como esta activación trae una onda de vitalidad, equilibrio y claridad mental. Permita que esta energía disuelva bloqueos y abra puertas para la percepción de nuevas realidades. Para potencializar este proceso, mentalice la afirmación: "La energía de la espiral activa mi potencial divino y despierta mi sabiduría interior."

Repítala algunas veces, absorbiendo su significado y permitiendo que resuene profundamente en su consciencia.

Al proseguir para la conexión con la sabiduría universal, visualice la espiral expandiéndose más allá de los límites de su cuerpo, ligándose al campo cuántico del universo. Siéntase conectado a una fuente infinita de conocimiento e intuición. Permita que esta energía traiga mensajes sutiles, insights y curaciones energéticas. Quédese en este estado por el tiempo que sienta necesario, absorbiendo la vibración y permitiendo que su consciencia se expanda para nuevas dimensiones.

Para finalizar e integrar la experiencia, imagine la espiral disminuyendo su rotación y estabilizándose dentro de su campo energético. Respire profundamente y, al espirar, traiga su atención de vuelta al presente. Abra los ojos lentamente, percibiendo la sensación de equilibrio y renovación. Mueva el cuerpo suavemente, permitiendo que esta nueva frecuencia se integre completamente a su ser.

Cuando es aplicada a otras personas, la espiral puede actuar como un poderoso canal de curación y elevación vibracional. El primer paso consiste en crear un espacio energético armonioso. Pida para la persona sentarse o deitarse cómodamente y oriéntela a respirar profundamente, relajándose completamente. Visualice un campo de luz envolviéndola, creando un ambiente seguro y propicio para la experiencia.

A seguir, concéntrese en la visualización y en el direccionamiento de la energía. Imagine una gran espiral de luz dorada y azulada surgiendo sobre la persona y descendiendo suavemente hasta envolverla. Visualice esta espiral girando en el sentido horario a su alrededor, promoviendo un realineamiento energético. Direccione esta energía para equilibrar los chakras, disolver bloqueos y restaurar la armonía en el campo físico y espiritual.

En el momento de la activación del ADN y de la expansión de la consciencia, visualice la espiral penetrando profundamente en el campo celular de la persona. Mentalice que esta activación despierta memorias ancestrales, habilidades intuitivas y potenciales latentes. Si percibe que hay un área específica necesitando de curación o ajuste energético, concentre la espiral en esa región, desacelerando su movimiento hasta que la armonización esté concluida.

Para integrar y anclar los efectos de esta práctica, disminuya gradualmente la rotación de la espiral y visualícela estabilizándose dentro del campo energético de la persona. Oriéntela a respirar profundamente algunas veces, absorbiendo la nueva frecuencia y sintiéndose plenamente conectada. Finalice el proceso entonando un mantra de alineamiento o emitiendo sonidos de alta vibración, como frecuencias de 741 Hz, para promover la curación celular, o 963 Hz, para profundizar la conexión espiritual.

Los beneficios de esta práctica son vastos y abarcan diferentes niveles del ser. La activación del ADN espiritual promueve un despertar interior profundo, mientras la armonización del campo energético trae equilibrio y bienestar. Al disolver patrones emocionales y energéticos estancados, la espiral auxilia en la liberación de bloqueos y en la expansión de la percepción. Esta conexión con las fuerzas cósmicas acelera procesos de curación y evolución espiritual, proporcionando una jornada de autoconocimiento y transformación.

42: Mandala

Las mandalas son representaciones geométricas que simbolizan la totalidad y la unidad. Se utilizan en meditaciones y prácticas de curación para armonizar la energía, calmar la mente y promover la concentración.

Las mandalas son representaciones geométricas que simbolizan totalidad, equilibrio y unidad. Más que simples formas, actúan como portales energéticos que promueven la curación, la concentración y la expansión de la conciencia. Su estructura geométrica, compuesta por patrones simétricos, resuena con la armonía universal, influenciando directamente los campos energéticos de quienes las utilizan.

Las civilizaciones antiguas ya comprendían este poder y las incorporaban en rituales, templos y prácticas espirituales. Entre los Arcturianos, seres altamente evolucionados en espiritualidad y tecnología, las mandalas son herramientas esenciales para meditaciones avanzadas y alineación energética. Comprenden que estas formas sagradas armonizan los cuerpos sutiles, ayudan a calmar la mente y fortalecen la conexión espiritual, permitiendo una sintonía más profunda con frecuencias superiores.

La aplicación práctica de las mandalas puede realizarse de diversas formas, siendo una de las más eficaces la meditación y absorción de sus energías. Al utilizar una mandala, ya sea física o visualizada mentalmente, es posible establecer un campo vibracional que actúa directamente en la energía del practicante. Este proceso ocurre a través de un flujo continuo de resonancia, en el cual la mente y el espíritu se alinean con la geometría sagrada de la mandala, posibilitando el equilibrio interno y la expansión de la conciencia.

Para aplicar la mandala en sí mismo, el primer paso es la preparación y elección de la mandala correcta. Este momento inicial es esencial, pues cada mandala posee una vibración específica y debe estar alineada con su energía actual o con aquello que desea transformar. La elección puede ser intuitiva o basada en un objetivo específico, como curación, protección, activación energética o concentración. Si es una mandala impresa o dibujada, posiciónela en un lugar visible. Caso prefiera mentalizarla, busque visualizar sus detalles y colores con el máximo de claridad posible. En seguida, acomódese en un lugar tranquilo y confortable, adopte una postura relajada e inicie un ciclo de respiración profunda, permitiendo que su mente y su cuerpo entren en un estado de calma y receptividad.

En la segunda etapa, se inicia la conexión con la mandala. Fije suavemente la mirada en su centro, dejando que su visión se expanda alrededor de los patrones geométricos. Si está utilizando una mandala mentalizada, visualícela girando lentamente frente a usted, irradiando energía en todas direcciones. En este momento, la sintonía con la mandala comienza a establecerse. Sienta su vibración interactuando con su campo energético, permitiendo que su conciencia se sumerja en los detalles y colores de la imagen. Esta interacción crea un flujo de energía que ayuda en la armonización emocional y mental, promoviendo una sensación de alineación y equilibrio interno.

La absorción y el alineamiento energético acontecen en la etapa siguiente. Imagine que la mandala comienza a emitir una luz suave, pulsante y envolvente, que se expande e integra a su campo energético. Esta luz recorre todo su ser, disolviendo bloqueos emocionales y desobstruyendo canales energéticos. Visualice esta energía purificando sus chakras, restaurando su vitalidad y fortaleciendo su aura. Permanezca en este estado por algunos minutos, sintiéndose cada vez más ligero y elevado vibracionalmente. A cada respiración, permita que esta energía se intensifique, revitalizando su mente y su cuerpo.

En la secuencia, se entra en la fase de integración y meditación. Cierre los ojos suavemente, manteniendo la sensación de la mandala en su interior. Deje que esta energía continúe manifestándose en todas las áreas de su vida. Para potencializar este proceso, mentalice la afirmación:

"Yo integro la armonía y el equilibrio de la mandala en todas las áreas de mi vida."

Repita mentalmente esta frase algunas veces, absorbiendo su intención. Sienta como la energía de la mandala se ajusta a su ser, promoviendo un estado de serenidad y claridad. Quédese en este estado meditativo por el tiempo que considere necesario, permitiendo que su conciencia se expanda sin prisa.

Por fin, es hora de retornar al estado de vigilia y realizar la conexión a tierra de la energía absorbida. Lentamente, traiga su atención de vuelta al cuerpo físico. Mueva suavemente las manos, los pies y el cuello, sintiendo el contacto con el ambiente a su alrededor. Abra los ojos con calma y perciba la sensación de renovación y equilibrio que la práctica proporcionó. Siéntase agradecido por el momento vivenciado y lleve esta energía positiva a lo largo de su día.

Además de la aplicación personal, las mandalas también pueden ser utilizadas para beneficiar a otras personas. En este caso, el primer paso es la preparación del ambiente y de la energía. Elija una mandala adecuada a la necesidad de la persona, ya sea para curación, protección, activación o concentración. El ambiente debe ser tranquilo y libre de interferencias externas, permitiendo que el receptor de la práctica pueda relajarse profundamente. Oriéntelo a sentarse o acostarse cómodamente e iniciar una respiración profunda, promoviendo un estado de relajación receptivo.

El segundo paso involucra la proyección de la mandala en el campo energético de la persona. Posicione la mandala próxima al cuerpo de ella o visualícela girando suavemente sobre su aura. Imagine que esta mandala emite pulsos de luz que fluyen y llenan todo el campo energético, disolviendo tensiones y restaurando el equilibrio. Si hay un área específica que necesita armonización, dirija conscientemente la energía de la mandala hacia ese punto, intensificando su actuación.

Después de algunos minutos de interacción energética, llega el momento de la estabilización y anclaje. Visualice la mandala fijándose armoniosamente en el campo energético de la persona, estableciendo una vibración estable y revitalizante. Oriéntela a mentalizar una luz suave envolviendo todo su ser, proporcionando bienestar y claridad mental. Para finalizar la práctica, un mantra puede ser entonado, sellando la energía generada. Un ejemplo eficaz es:

"Armonía y luz fluyen a través de mí, trayendo paz y equilibrio."

Esta afirmación fortalece el efecto de la práctica y ancla la vibración elevada en la persona que recibió la energía de la mandala.

El uso continuo de las mandalas trae innumerables beneficios para el cuerpo, mente y espíritu. Entre sus principales efectos positivos, se destacan la armonización de los chakras y de los cuerpos sutiles, la ampliación de la concentración y del foco mental, el equilibrio emocional y la reducción del estrés. Además, la práctica ayuda en la conexión con estados elevados de conciencia, permitiendo una mayor sintonía con el yo superior y el universo. Otro aspecto fundamental es el despertar de la creatividad y de la intuición, pues las mandalas actúan como catalizadores de la expresión interior y de la expansión de la percepción sensorial.

Al incorporar las mandalas en su rutina, ya sea a través de la meditación, visualización o armonización energética, usted abre un canal poderoso de conexión con su esencia más elevada. Esta práctica simple, pero profundamente transformadora, tiene el potencial de elevar su vibración y traer un nuevo nivel de equilibrio para su vida.

Aplicaciones de la Geometría Sagrada en la Curación Arcturiana

43: Meditación con Símbolos

Meditar con símbolos de la Geometría Sagrada, como la Flor de la Vida y el Merkaba, facilita la conexión con los Arcturianos, la elevación de la vibración y la curación multidimensional.

La meditación con símbolos de la Geometría Sagrada es una práctica profundamente transformadora, capaz de elevar la vibración, facilitar la conexión con los Arcturianos y promover la curación multidimensional. Estos símbolos actúan como llaves energéticas, desbloqueando portales de conciencia y armonizando los flujos sutiles del ser. Entre los más poderosos, se destacan la Flor de la Vida, que resuena con la estructura fundamental de la creación, y el Merkaba, un campo de luz geométrico que activa el Cuerpo de Luz y fortalece la protección espiritual.

Para aplicar esta práctica en sí mismo, es esencial crear un ambiente adecuado. Elija un lugar tranquilo donde pueda meditar sin interrupciones, garantizando un espacio de serenidad e introspección. Si lo desea, utilice elementos sensoriales como inciensos o aceites esenciales para reforzar la armonía energética del ambiente. Siéntese cómodamente, manteniendo la columna erguida, los pies firmemente apoyados en el suelo y las manos reposando suavemente sobre las piernas. Cierre los ojos y concéntrese en la respiración, inspirando profundamente por la nariz y espirando lentamente por la boca, permitiendo que el cuerpo y la mente entren en un estado de relajación profundo.

La elección del símbolo es un paso crucial, pues cada uno posee una frecuencia específica. Si opta por la Flor de la Vida, esté consciente de que su energía promueve la activación del campo energético, la conexión universal y la armonización celular. El Merkaba potencializa la ascensión espiritual, fortalece la protección energética y activa el Cuerpo de Luz. Visualice el símbolo frente a usted, brillando con una luminosidad dorada, irradiando energía sutil. Imagine esta luz expandiéndose gradualmente hasta envolver todo su ser, llenando cada célula con su vibración elevada.

Mientras el símbolo resplandece ante usted, permita que gire suavemente, ajustando su frecuencia vibracional y realineando sus chakras. Sienta la energía fluyendo por todo el cuerpo, disolviendo bloqueos y promoviendo una curación en múltiples niveles. Si desea profundizar esta conexión, repita mentalmente una afirmación poderosa, como: "La Geometría Sagrada activa mi conexión divina y eleva mi conciencia." Esta declaración refuerza la integración de la energía del símbolo a su campo vibracional, potencializando los efectos de la práctica.

La conexión con los Arcturianos puede ser activada al imaginar que la luz del símbolo se proyecta hacia una esfera azul de energía localizada encima de su cabeza. Esta esfera representa un portal dimensional para frecuencias más elevadas. Visualícela expandiéndose suavemente, estableciendo un canal de comunicación con los Arcturianos. Permanezca en este estado de receptividad, abriéndose a mensajes, insights y sensaciones sutiles que puedan surgir. Muchas veces, la comunicación ocurre a través de intuiciones profundas o imágenes simbólicas, manifestándose como un flujo natural de comprensión cósmica.

Al concluir la meditación, es esencial anclar la experiencia para garantizar la estabilidad energética. Visualice la luz del símbolo fijándose suavemente en su campo áurico, sellando los beneficios de la práctica en su ser. Lentamente, traiga su atención de vuelta al cuerpo físico, sintiendo el contacto con el suelo, moviéndose suavemente y respirando profundamente. Abra los ojos y tome algunos instantes para percibir los cambios sutiles en su energía antes de regresar a sus actividades diarias.

Esta misma práctica puede ser aplicada a otras personas, promoviendo curación y armonización energética. Para ello, inicie preparando el campo energético del receptor. Pida a la persona que se acueste o siente cómodamente y oriéntela a respirar profundamente, permitiéndole entrar en un estado de relajación. Mentalice una esfera de luz azul alrededor de ella, creando un espacio seguro y protegido para la sesión de meditación.

La activación del símbolo de la Geometría Sagrada debe ser hecha con intención clara. Elija el símbolo más adecuado a la necesidad de la persona y visualícelo posicionado encima de ella, irradiando una luz suave y curativa. Imagínelo girando lentamente, emitiendo ondas de energía que envuelven el cuerpo del receptor, promoviendo equilibrio y alineamiento.

Para potencializar la transmisión energética, utilice las manos como canalizadores de la energía del símbolo. Sienta el flujo vibracional fluyendo a través de usted y perciba intuitivamente cuáles áreas del cuerpo necesitan más ajustes. Si siente necesidad, puede repetir un mantra específico o entonar sonidos de activación arcturiana, intensificando la frecuencia vibracional del proceso de curación.

La integración de la energía debe ser realizada con sutileza. Visualice el símbolo disminuyendo gradualmente su intensidad, estabilizándose en el campo energético de la persona. Pida que respire profundamente algunas veces y, si lo desea, comparta sus sensaciones y percepciones sobre la experiencia. Finalice la sesión con una afirmación de equilibrio y armonía, como: "La luz y la armonía de la Geometría Sagrada fluyen libremente en mi vida."

Los beneficios de esta práctica son vastos y abarcan múltiples niveles del ser. La meditación con símbolos de la Geometría Sagrada mejora la conexión con dimensiones superiores, fortaleciendo el campo energético y activando el Cuerpo de Luz. Además, equilibra los chakras, promueve curación multidimensional y expande la intuición, facilitando el acceso a información cósmica. Como consecuencia, abre puertas para una comunicación más clara y profunda con los Arcturianos y otros seres de alta vibración, promoviendo un alineamiento espiritual que resuena a través de todas las áreas de la vida.

44: Visualización de Formas Geométricas

Visualizar formas geométricas, como la espiral y el Cubo de Metatron, armoniza los cuerpos sutiles, promueve la curación y facilita la manifestación de deseos.

La práctica de la visualización de formas geométricas es un método profundo y transformador, capaz de realinear los cuerpos sutiles, promover la curación y facilitar la manifestación de deseos. Símbolos como la espiral y el Cubo de Metatron cargan frecuencias vibracionales que actúan directamente en la reestructuración del campo energético, permitiendo una conexión más profunda con estados elevados de consciencia. Los Arcturianos, seres conocidos por su avance espiritual y tecnológico, utilizan estas formas para ajustar frecuencias, equilibrar energías y crear estados de profunda armonía, auxiliando a aquellos que buscan elevar su vibración y manifestar intenciones alineadas con el orden cósmico.

Para aplicar la visualización de formas geométricas en sí mismo, es fundamental seguir un proceso estructurado. El primer paso es crear un ambiente propicio para la práctica. Elija un lugar tranquilo, donde pueda concentrarse sin interrupciones. Siéntese cómodamente o acuéstese, garantizando que su columna esté alineada para permitir un flujo energético adecuado. Respire profundamente algunas veces, inspirando por la nariz y expirando lentamente por la boca, permitiendo que cada expiración libere tensiones acumuladas. Cierre los ojos y entréguese a un estado receptivo, donde su mente se torna un espacio fértil para la experiencia energética.

Con la mente en estado de relajación, es el momento de elegir cuál forma geométrica será visualizada, dependiendo de su objetivo. La espiral, por ejemplo, es ideal para la expansión de la consciencia, conexión cósmica y activación del ADN, mientras que el Cubo de Metatron favorece el alineamiento energético, el equilibrio de los cuerpos sutiles y la protección espiritual. Una vez que defina la forma, imagínela frente a usted, compuesta de una luz dorada y vibrante, irradiando una energía que pulsa suavemente al ritmo del universo.

El próximo paso es integrar esta forma geométrica a su campo energético. Visualícela girando lentamente mientras se aproxima de su cuerpo, atravesando suavemente las capas de su campo áurico. Permita que esta energía disuelva bloqueos y armonice sus frecuencias, trayendo equilibrio y una sensación de bienestar profundo. Sienta esta luz penetrando cada célula de su ser, reestructurando su energía y promoviendo curación donde sea necesario.

En caso de tener un objetivo específico, como alcanzar claridad mental, fortalecer su intuición o manifestar un deseo, dirija la energía de la forma geométrica para esa intención. Véala expandiéndose y emitiendo pulsos de luz que envuelven su cuerpo, enviando esta vibración al universo. Refuerce esta conexión con una afirmación poderosa, como:

"La Geometría Sagrada alinea mi energía con la manifestación de mis deseos más elevados."

Mientras repite esta frase mentalmente, sienta la resonancia de esta energía co-creando su realidad, ajustándose al campo universal de la abundancia y posibilitando la concretización de sus intentos.

Para finalizar la práctica, visualice la forma geométrica estabilizándose en su aura, anclando la energía para que sus beneficios sean duraderos. Respire profundamente, trayendo su consciencia de vuelta al momento presente. Muévase suavemente, sintiendo la integración de la experiencia antes de abrir los ojos. Esta finalización garantiza que el proceso sea absorbido de forma equilibrada, permitiéndole seguir con una sensación de alineamiento y protección.

La visualización de formas geométricas también puede ser aplicada en otras personas, auxiliando en la armonización y curación del campo energético de ellas. Para ello, comience preparando el ambiente y orientando a la persona a sentarse o acostarse de manera confortable. Pídale que respire profundamente, permitiendo que su cuerpo se relaje gradualmente. Imagine un campo de luz dorada envolviéndola, creando un espacio seguro y armonioso, listo para recibir la energía transformadora.

Elija el símbolo adecuado para las necesidades de la persona y visualícelo posicionado encima de ella. Vea la forma geométrica girando suavemente, emitiendo ondas de luz que descienden hasta su campo energético. Dirija esta energía con intención, permitiendo que disuelva bloqueos y realinee frecuencias. Observe intuitivamente cuáles áreas del cuerpo necesitan mayor atención y posicione mentalmente la forma geométrica sobre esas regiones.

Si está utilizando el Cubo de Metatron, visualícelo envolviendo todo el cuerpo de la persona, equilibrando sus chakras y armonizando su energía de manera profunda. En caso de optar por la espiral, imagínela activando el ADN espiritual y despertando potencialidades adormecidas. Permítase sentir la energía fluyendo, ajustando y restaurando el equilibrio energético.

Para finalizar la sesión, visualice la energía de la forma geométrica fijándose en el campo de la persona, proporcionando estabilidad y continuidad al proceso. Pídale que respire profundamente y perciba la sensación de equilibrio y renovación. Refuerce el alineamiento con una afirmación, como:

"Yo integro la Geometría Sagrada y permito que mi energía fluya en armonía con el cosmos."

Este cierre sella la práctica y garantiza que la energía se mantenga activa en el campo de la persona, favoreciendo su jornada de curación y expansión.

La práctica de la visualización de formas geométricas trae innumerables beneficios, como la armonización de los cuerpos sutiles y el equilibrio energético, facilitando el proceso de curación física y emocional. Además, esta técnica activa la energía de la manifestación y co-creación, permitiendo que las intenciones se materialicen con más fluidez. Otro beneficio significativo es la expansión de la percepción, promoviendo una conexión más profunda con el Yo Superior y facilitando el acceso a estados elevados de consciencia. Además, la protección espiritual y el fortalecimiento del aura son reforzados, creando un campo energético más resistente y estable frente a las adversidades externas.

Al incorporar esta práctica en la rutina, usted estará constantemente ajustando sus frecuencias y alineándose a un flujo energético más armonioso y elevado. La Geometría Sagrada es una herramienta poderosa que, cuando utilizada con intención y regularidad, puede transformar profundamente la manera como interactuamos con nuestra propia energía y con el universo.

45: Construcción de Mandalas

Crear mandalas con colores y formas geométricas específicas promueve la curación emocional, la expresión creativa y la conexión con el Yo Superior.

La construcción de mandalas es una práctica poderosa para armonizar emociones, expandir la creatividad y fortalecer la conexión con dimensiones sutiles de la consciencia. Más que meros dibujos o formas ornamentales, las mandalas actúan como portales energéticos, canalizando frecuencias específicas a través de colores y geometrías sagradas. Culturas ancestrales y tradiciones espirituales diversas ya reconocían su influencia en el equilibrio interior y en la activación de estados elevados de percepción. Los Arcturianos, seres conocidos por su sabiduría y tecnología avanzada, utilizan esta técnica para ajustar vibraciones, estabilizar el campo energético y estimular la expansión de la consciencia. Al crear una mandala, no solo expresas tu intuición artística, sino que también estableces un campo de energía sagrada, alineándote con el flujo cósmico y permitiendo que tu intención se materialice a través de formas y colores que resuenan con tu esencia.

El proceso de creación de una mandala personal comienza con un momento de introspección y preparación. Para ello, elige un ambiente tranquilo, donde puedas concentrarte sin interrupciones. La atmósfera debe ser propicia a la relajación, pudiendo incluir inciensos, velas o músicas suaves, si lo deseas. Respira profundamente algunas veces, permitiendo que tu mente se calme y tu cuerpo entre en un estado de receptividad. Este es el momento de definir la intención de tu mandala, que puede estar relacionada a la curación emocional, trabajando cuestiones como traumas, ansiedad y búsqueda por equilibrio interior; a la expansión de la consciencia, promoviendo una conexión más profunda con el Yo Superior y despertando facultades intuitivas; o a la manifestación de deseos, auxiliando en la atracción de oportunidades y en la transformación de patrones limitantes.

Con la intención definida, la elección de los colores y formas geométricas se torna un paso esencial, pues cada una carga una vibración específica. El azul evoca paz, claridad mental y protección espiritual, mientras que el verde está ligado a la curación, regeneración y equilibrio emocional. El dorado remite a la elevación espiritual, iluminación y conexión con planos superiores, al paso que el morado favorece la expansión de la consciencia, la intuición y la transmutación energética. Además de los colores, las formas geométricas desempeñan un papel fundamental en la estructura energética de la mandala. La Flor de la Vida, un símbolo ancestral, auxilia en el alineamiento energético y en la armonía universal. La espiral representa evolución, flujo continuo de energía y activación del ADN, mientras que el Cubo de Metatron ofrece protección, equilibrio y purificación energética.

La creación de la mandala puede ser hecha en diferentes soportes, como papel, tela, arena colorida o incluso medios digitales, dependiendo de tu preferencia y habilidad. El proceso comienza con un punto central, que simboliza la conexión con el Universo y el Yo Superior. A partir de este punto, las formas geométricas y patrones simétricos son dibujados, irradiándose hacia afuera en un flujo continuo. No hay necesidad de seguir un plan rígido; permite que tu intuición guíe la elección de colores y formas, dejando que la energía fluya naturalmente a través del arte.

Una vez concluida, la mandala necesita ser activada energéticamente para potencializar su vibración. Para ello, posiciona las manos sobre ella y cierra los ojos, visualizando un flujo de luz dorada descendiendo del cosmos e impregnando tu creación con energía elevada. Mientras mantienes esta conexión, mentaliza la siguiente afirmación:

"Esta mandala carga la energía de la curación y del equilibrio, alineándome con la armonía universal."

Permite que esta vibración se integre a tu campo energético, sintiendo la presencia sutil de la mandala actuando en tu interior.

El uso continuo de la mandala fortalece su influencia en tu vida. Colócala en un lugar visible, como un altar, una pared o un espacio sagrado, para que su energía permanezca activa. Siempre que necesites equilibrio u orientación, concéntrate en la mandala, permitiendo que su frecuencia interactúe con tu campo energético. En caso de sentir que la mandala cumplió su propósito, puedes deshacerla de manera simbólica, quemándola (si es de papel) o disolviéndola, liberando su energía de vuelta al universo.

Crear mandalas para otras personas es un acto de donación energética e intención elevada. Antes de comenzar, es importante definir la intención y sintonizarse con la energía de la persona que recibirá la mandala. Para ello, pregunta cuál es el objetivo deseado, sea curación, protección, expansión o manifestación, y, si es posible, pide a la persona que comparta sentimientos o áreas de la vida que necesitan equilibrio. Respira profundamente y visualiza un enlace energético entre tú y ella, permitiendo que la intuición guíe el proceso creativo.

En el momento de la creación, personaliza la mandala de acuerdo con las necesidades de la persona, eligiendo colores y formas específicas que resuenen con su campo vibracional. Mientras dibujas o pintas, mentaliza frecuencias de luz fluyendo para la mandala, impregnándola con energía curativa y armonizadora. Para finalizar, añade un punto central de luz dorada, representando equilibrio, protección y plenitud.

La activación de la mandala para otra persona sigue un ritual semejante al de la mandala personal. Coloca las manos sobre la mandala recién creada y visualiza una esfera de energía azul y dorada envolviéndola, canalizando tu intención para ella. Mentaliza la siguiente afirmación:

"Esta mandala canaliza energía de curación y equilibrio para [nombre de la persona], auxiliándola en su camino."

Después, envía la mandala a la persona y oriéntala sobre cómo utilizarla, sea a través de la exposición en un lugar especial, de la meditación o de la visualización frecuente.

La construcción de mandalas trae beneficios profundos y abrangentes. Al armonizar el campo energético, esta práctica auxilia en la liberación de emociones reprimidas, permitiendo una purificación emocional y mental. Además, amplía la creatividad y la intuición, favoreciendo la expresión de la esencia interior. En el nivel espiritual, facilita la curación y fortalece la conexión con el Yo Superior, proporcionando un camino más consciente y alineado con la armonía universal.

46: Utilización de Cristales

Combinar cristales con formas geométricas sagradas amplifica la energía curativa y la dirige hacia un propósito específico.

La combinación de cristales con formas geométricas sagradas es una práctica ancestral que potencializa la energía curativa y la dirige hacia un propósito específico. Los Arcturianos utilizan esta técnica para ajustar patrones vibracionales, activar procesos de cura energética y expandir la consciencia. Cada cristal porta una frecuencia única, que puede ser intensificada cuando se alinea con estructuras geométricas como el Cubo de Metatrón, la Flor de la Vida y el Merkaba.

Para aplicar esta técnica en uno mismo, es esencial seguir un proceso estructurado. Primero, se debe definir la intención a ser trabajada y escoger el cristal correspondiente. El cuarzo cristal es ideal para la purificación y el equilibrio energético; la amatista favorece la protección espiritual y la intuición; la turmalina negra proporciona limpieza de energías densas y enraizamiento; el cuarzo rosa auxilia en la cura emocional y la armonía; y la selenita eleva la vibración y conecta con dimensiones superiores. Paralelamente, la elección de la geometría sagrada amplificará la energía del cristal: el Cubo de Metatrón actúa en la protección y equilibrio de los cuerpos sutiles, la Flor de la Vida armoniza y activa la energía vital, y el Merkaba promueve la activación del Cuerpo de Luz y la ascensión espiritual.

Tras esta selección, la preparación del ambiente y del cristal se torna esencial. El local debe ser tranquilo, sin interferencias externas. El cristal necesita ser purificado antes del uso, lo que puede ser hecho pasándolo por el humo de incienso, exponiéndolo a la luz del sol o de la luna o, en caso de ser seguro para el tipo de cristal, sumergiéndolo en agua con sal gruesa. Con el cristal en manos, es necesario intencionar la energía que se desea activar, concentrándose en el propósito establecido.

La activación de la energía ocurre cuando se posiciona el cristal sobre una representación de la geometría sagrada, que puede ser un dibujo, una alfombra o una visualización mental. Sentándose cómodamente, se cierran los ojos y se respira profundamente. Se debe imaginar el cristal emitiendo una luz intensa que forma la geometría alrededor del cuerpo. Esta energía se expande, fluyendo por todos los chakras y disolviendo bloqueos energéticos.

El direccionamiento de la energía es un paso crucial. Para la cura emocional, el cristal debe ser posicionado sobre el chakra cardíaco, visualizando una luz rosa llenando el corazón. Para protección y enraizamiento, se coloca el cristal en la base de la columna o en las manos, imaginando una luz dorada envolviendo todo el campo energético. En caso de que el objetivo sea la expansión de la consciencia, el cristal debe ser sujetado a la altura del tercer ojo, visualizándose un portal de luz abriéndose.

La finalización del proceso debe ser hecha con atención para garantizar la integración energética. Después de sentir la energía siendo absorbida, se realizan tres respiraciones profundas antes de abrir los ojos lentamente. La gratitud al cristal y a la geometría sagrada es un gesto importante para sellar la conexión. El cristal debe ser guardado en un lugar especial y, si es posible, dejado sobre la geometría sagrada para mantener su vibración elevada.

La técnica también puede ser aplicada en otras personas, siguiendo un procedimiento similar. Primeramente, el espacio y el paciente deben ser preparados. La persona puede recostarse o sentarse cómodamente, respirando profundamente para relajarse. Crear un campo de luz a su alrededor garantiza protección y armonía durante el proceso.

En la elección de los cristales, es necesario considerar las necesidades energéticas de la persona y posicionarlos sobre los chakras principales o en puntos estratégicos del cuerpo. Un dibujo de la geometría sagrada puede ser colocado bajo el paciente o mentalmente visualizado a su alrededor, creando una estructura de sustentación energética.

La activación y el flujo de energía acontecen cuando se imagina los cristales emanando ondas de luz que se expanden por el campo energético de la persona. En el caso del Cubo de Metatrón, los cristales pueden ser visualizados formando esta estructura alrededor del cuerpo, promoviendo protección y equilibrio. La Flor de la Vida, por su parte, puede ser imaginada pulsando y restaurando el flujo de energía vital.

Para profundizar la cura e integración, es recomendable pasar las manos suavemente sobre los cristales, direccionando la energía al campo áurico del paciente. La persona puede ser incentivada a sentir los cambios sutiles en su cuerpo y emociones. El uso de frecuencias sonoras, como 432 Hz u 852 Hz, puede intensificar la armonización energética.

El cierre del proceso debe ser hecho removiendo los cristales suavemente y orientando al paciente a respirar profundamente algunas veces. Es importante que se mueva lentamente antes de levantarse para garantizar un enraizamiento adecuado. Para finalizar, una afirmación de equilibrio puede ser utilizada, como: "Estoy en armonía con el flujo del universo y mi energía está alineada con el más alto bien."

Los beneficios de esta práctica son innumerables. El uso de cristales con geometría sagrada amplifica la energía curativa, equilibra los chakras y los cuerpos sutiles, proporciona protección espiritual, facilita la manifestación de intenciones y deseos y profundiza la conexión con el Yo Superior y los Arcturianos.

47: Cura con las Manos

Utilizar las manos para trazar símbolos de la Geometría Sagrada sobre el cuerpo del paciente promueve la armonización energética y la cura física y emocional.

La cura con las manos, utilizada para trazar símbolos de la Geometría Sagrada sobre el cuerpo del paciente, es una poderosa técnica de armonización energética que actúa tanto en el campo físico como en el emocional. Los Arcturianos, seres reconocidos por su avanzada sabiduría espiritual, aplican este método para restaurar la fluidez del campo vibracional, disolver bloqueos energéticos y reconectar a la persona con su esencia cósmica. Cuando símbolos como el Merkaba, la Flor de la Vida y el Cubo de Metatrón son proyectados sobre el cuerpo, ocurre una reconfiguración energética profunda que facilita la cura y la activación del ADN espiritual, permitiendo que el individuo acceda a estados más elevados de consciencia y equilibrio.

Para aplicar esta técnica en uno mismo, es esencial seguir un proceso cuidadoso, garantizando que la energía fluya libremente y cumpla su función restauradora. El primer paso involucra la preparación energética: encontrar un local tranquilo y silencioso, donde no haya interrupciones, y adoptar una posición cómoda, con la columna erguida y los pies alineados al suelo. Cerrando los ojos, se inicia un ciclo de respiración profunda, permitiendo que la mente se calme y el cuerpo se torne receptivo a la energía sutil. En seguida, se debe visualizar una luz dorada descendiendo del universo y envolviendo todo el cuerpo, creando un campo de protección y activación energética.

La elección del símbolo adecuado es el próximo paso y debe ser hecha de acuerdo con la necesidad del momento. El Merkaba, por ejemplo, es ideal para la activación del Cuerpo de Luz y protección energética, mientras que la Flor de la Vida auxilia en la armonización celular y el equilibrio emocional. El Cubo de Metatrón es especialmente útil para la purificación y el alineamiento de los cuerpos sutiles, al paso que la Espiral promueve la activación del ADN y mantiene un flujo energético continuo. Con el símbolo elegido en mente, se inicia el trazado energético. Moviendo las manos suavemente sobre el propio campo áurico, se visualiza el símbolo siendo dibujado en el aire con luz dorada y azul emanando de las manos. Esta visualización no es sólo simbólica, sino que actúa directamente en el campo energético, disolviendo bloqueos y restaurando la armonía vibracional.

Tras el trazado, la intensificación de la energía ocurre al posicionar las manos sobre la región que necesita de cura, como el corazón, plexo solar o cabeza. La visualización del símbolo expandiéndose y llenando todo el ser con luz fortalece su acción restauradora. Para potencializar el efecto, una afirmación puede ser mentalizada, como: "La Geometría Sagrada restaura mi equilibrio y activa mi conexión con la fuente divina." Este momento es crucial para consolidar los cambios energéticos e integrar los beneficios de la práctica.

La finalización del proceso debe ser hecha gradualmente, reduciendo la intensidad de la visualización y permitiendo que la energía se estabilice. Inspirar profundamente y mover el cuerpo suavemente auxilia en la reintegración al estado físico. Es fundamental agradecer por la conexión establecida y por el restablecimiento energético antes de terminar completamente la práctica.

Cuando se aplica a otras personas, la cura con las manos requiere atención especial a la preparación del ambiente y del paciente. El local debe ser armonioso, silencioso y protegido de interferencias externas. El paciente puede ser orientado a recostarse o sentarse cómodamente y a respirar profundamente, entrando en un estado de relajación receptivo. Crear una esfera de luz dorada y azul alrededor de ambos ayuda a establecer un campo energético seguro para la sesión de cura.

La elección del símbolo de la Geometría Sagrada debe considerar las necesidades específicas de la persona, así como ocurre en la autocura. Posicionando las manos sobre el cuerpo del paciente, sin tocarlo directamente, se visualiza el símbolo surgiendo en su campo áurico. Este símbolo puede entonces ser dibujado en el aire por encima del área que necesita de cura, permitiendo que su vibración se integre al campo energético del paciente.

El direccionamiento de la energía acontece a medida que ondas de luz emanan de las manos y son absorbidas por el cuerpo de la persona. Durante este proceso, es posible percibir áreas con resistencia o bloqueos energéticos. Si es necesario, el símbolo puede ser redibujado o reposicionado para intensificar la armonización y garantizar un ajuste vibracional más eficaz. La intuición desempeña un papel fundamental en este momento, guiando al terapeuta para realizar los ajustes necesarios de acuerdo con la respuesta energética del paciente.

Tras sentir que la cura ha sido concluida, la integración y estabilización de la energía son esenciales. El símbolo proyectado debe ser suavemente fijado en el campo energético de la persona, garantizando que su efecto perdure. Para ayudar en la asimilación, el paciente puede ser incentivado a respirar profundamente e internalizar la energía recibida. Una afirmación de integración, como "Esta energía de cura restaura mi armonía y activa mi alineamiento con el Universo," puede ser usada para fortalecer los efectos de la sesión.

El cierre debe ser hecho con cuidado para garantizar que la energía se estabilice de manera armoniosa. Pasar las manos suavemente alrededor del cuerpo del paciente ayuda a consolidar la cura y evitar la dispersión energética. Antes de levantarse, el paciente debe ser incentivado a moverse despacio, promoviendo un enraizamiento adecuado. Como etapa final, el terapeuta debe lavar las manos o pasarlas bajo agua corriente para liberar cualquier residuo energético absorbido durante la práctica.

Los beneficios de la cura con las manos y de la Geometría Sagrada son vastos e impactan profundamente la salud física, emocional y espiritual. Este método permite la restauración del equilibrio energético, liberando bloqueos y patrones vibracionales desalineados. Además, promueve la activación del ADN espiritual y del Cuerpo de Luz, fortaleciendo la conexión con dimensiones superiores y facilitando el despertar de la consciencia. La armonización de los chakras y de los cuerpos sutiles crea un estado de bienestar integral, permitiendo que la energía vital fluya de manera más equilibrada y saludable.

La práctica constante de esta técnica no sólo promueve la autocura, sino que también amplía la sensibilidad energética y la capacidad de auxiliar a otras personas en su proceso de armonización. Por medio del uso consciente de los símbolos sagrados y de la intención enfocada, es posible transformar el campo vibracional, restaurando la armonía y activando el potencial de cura presente en cada ser.

48: Frecuencias de Luz y Sonido

Utilizar frecuencias de luz y sonido que resuenan con los patrones de la Geometría Sagrada amplifica el poder curativo y promueve la armonización de los cuerpos sutiles. La utilización de frecuencias de luz y sonido alineadas a la Geometría Sagrada amplifica el poder curativo y promueve la armonización de los cuerpos sutiles. Cada frecuencia resuena con un aspecto energético específico, activando estados elevados de consciencia y facilitando la cura física, emocional y espiritual. Los Arcturianos, seres conocidos por su alto nivel de desarrollo espiritual y tecnológico, emplean esta técnica para recalibrar el campo vibracional, disolviendo bloqueos energéticos y expandiendo la percepción cósmica de los individuos. Sonidos específicos y patrones de luz asociados a la Geometría Sagrada auxilian en la reactivación del ADN espiritual y fortalecen la conexión con dimensiones superiores, permitiendo una alineación profunda con las energías del universo.

Para aplicar esta técnica en sí mismo, el primer paso involucra la elección de la frecuencia sonora y del símbolo de la Geometría Sagrada. Cada frecuencia carga un propósito específico: 396 Hz auxilia en la liberación de miedos y bloqueos emocionales, 432 Hz promueve armonía universal y equilibrio energético, 528 Hz es conocida por su capacidad de regeneración celular y activación del ADN, 741 Hz actúa en la limpieza energética y protección contra vibraciones negativas, y 963 Hz expande la consciencia, facilitando la conexión con el Yo Superior. Paralelamente a la elección sonora, la selección de un símbolo geométrico potencializa los efectos vibracionales. La Flor de la Vida sustenta el equilibrio del campo energético y la conexión con la matriz universal, mientras que el Cubo de Metatron ofrece protección energética y alineación de los cuerpos sutiles. El Merkaba auxilia en la activación del Cuerpo de Luz y en la ascensión espiritual, al paso que la Espiral favorece la expansión de la energía vital y el flujo armónico de la consciencia.

Tras la elección adecuada, se inicia la preparación y sintonización con la frecuencia. Encontrar un local tranquilo y confortable es esencial para crear un ambiente propicio a la práctica. Caso sea posible, se recomienda escuchar la frecuencia sonora escogida a través de auriculares o altavoces, garantizando una inmersión completa. Con el cuerpo relajado, se debe sentar o acostar, cerrando los ojos y respirando profundamente algunas veces. Durante este proceso, la imaginación desempeña un papel fundamental: visualizar una onda de luz vibrante descendiendo del universo y envolviendo el cuerpo con su energía sutil y curativa potencializa la experiencia.

La integración de la Geometría Sagrada y de la vibración sonora ocurre cuando el símbolo geométrico es visualizado girando suavemente encima de la cabeza, irradiando su energía. La sintonía con la frecuencia sonora debe ser sentida en cada célula del cuerpo, permitiendo que las ondas de luz y sonido se expandan y alineen los chakras, disolviendo cualquier bloqueo energético que esté presente. Permanecer en este estado de recepción energética, sintiendo el flujo vibracional y absorbiendo las frecuencias sutiles, es esencial para que los beneficios sean plenamente integrados.

La próxima etapa consiste en la expansión de la consciencia y en la conexión espiritual. En ese momento, la frecuencia sonora se transforma en patrones geométricos que llenan el espacio alrededor, creando una red energética que amplía la percepción. La consciencia se expande gradualmente, conectándose al campo universal de la sabiduría cósmica. Para anclar esta conexión, se puede mentalizar la siguiente afirmación:

"La Geometría Sagrada y la vibración del sonido armonizan mi ser y expanden mi consciencia."

Al finalizar la práctica, es necesario un momento de estabilización y anclaje energético. La visualización de la energía consolidándose dentro del campo áurico ayuda a integrar los efectos vibracionales. Respirar profundamente y traer la atención al momento presente es crucial para evitar cualquier sensación de desorientación. Antes de abrir los ojos, es recomendado movimentar suavemente el cuerpo para garantizar un aterrizaje adecuado, asegurando que la experiencia se torne una base sólida para el equilibrio energético.

Cuando la técnica es aplicada en otras personas, la preparación del ambiente y del receptor es esencial. La persona debe ser orientada a acostarse o sentarse confortablemente, mientras que la frecuencia sonora escogida es reproducida en volumen suave, creando un campo sonoro envolvente y armonizador. Visualizar una esfera de luz vibrante alrededor del paciente establece un campo de cura protegido, en el cual la energía puede fluir de manera equilibrada.

La activación de la Geometría Sagrada se da a través de la elección del símbolo geométrico apropiado para el proceso. Éste debe ser visualizado encima de la persona, irradiando luz pulsante en sincronía con la frecuencia sonora utilizada. Esta emanación luminosa y vibracional direcciona su energía para diferentes áreas del cuerpo, promoviendo equilibrio y realineamiento sutil.

En la amplificación de la energía y en la cura vibracional, el practicante puede utilizar las manos para sentir dónde hay bloqueos o áreas que necesitan mayor flujo energético. La intención y la mentalización desempeñan un papel fundamental: visualizar la frecuencia sonora disolviendo patrones negativos o vibraciones desalineadas refuerza la potencia de la técnica. Si lo desea, entonar tonos vocálicos, como el sonido "OM" o "AH", puede intensificar la resonancia de la cura, amplificando la conexión con las energías superiores.

La integración y el cierre de la sesión ocurren cuando la energía sonora y geométrica se estabiliza en el campo áurico del paciente. Para consolidar los efectos terapéuticos, la persona puede ser incentivada a respirar profundamente y a sentir la armonía en su ser. Finalizar con una afirmación de integración, como "El sonido y la luz restauran mi equilibrio y me alinean con el flujo del universo", contribuye para reforzar la conexión con la vibración curativa.

Por fin, el aterrizaje y el retorno a la consciencia normal son etapas fundamentales para garantizar que la persona vuelva plenamente al estado de vigilia. Se recomienda orientarla a moverse suavemente antes de levantarse, para evitar cualquier sensación de mareo o dispersión energética. Beber un vaso de agua puede auxiliar en el aterrizaje y en la estabilización del campo energético. Además, el practicante puede lavar las manos o utilizar cristales de aterrizaje, como hematita u ónix negro, para equilibrar su propia energía tras la sesión.

Los beneficios de la utilización de frecuencias de luz y sonido son vastos y profundamente transformadores. La práctica eleva la frecuencia vibracional y armoniza el campo energético, promoviendo bienestar integral. Además, facilita la liberación de bloqueos emocionales y energéticos, permitiendo que la energía fluya de manera más libre y equilibrada. La expansión de la percepción y la activación del ADN espiritual fortalecen la conexión con dimensiones superiores y con los Arcturianos, posibilitando una alineación más profunda con la consciencia cósmica. Por fin, la práctica contribuye para la protección energética y la purificación de ambientes, creando espacios de armonía y equilibrio vibracional.

Al integrar estas técnicas en el día a día, se torna posible experimentar un nuevo nivel de consciencia y bienestar, anclando en la realidad física las vibraciones elevadas que resuenan con la armonía universal.

49: Geometría en Nuestra Vida

Integrar la Geometría Sagrada en nuestro cotidiano es más que un acto simbólico; es una forma de alinear nuestra energía con los patrones que rigen toda la creación. Cuando escogemos incorporar estos principios en nuestro día a día, sea en la disposición de los muebles de nuestra casa, en la elección de ropas y accesorios con símbolos geométricos o hasta mismo en prácticas espirituales y meditativas, estamos, en verdad, conectándonos con un lenguaje universal que transciende el tiempo y el espacio. Este alineamiento sutil influencia no apenas nuestro campo energético individual, sino también la armonía de los ambientes en que vivimos y de las personas a nuestro alrededor.

La conexión con la Geometría Sagrada permite percibir que todo en el universo vibra en frecuencias específicas, y cada forma geométrica posee una firma vibracional única. Los Arcturianos enseñan que estos patrones, cuando incorporados conscientemente a nuestra rutina, auxilian en el realineamiento energético, restaurando el equilibrio natural del cuerpo y de la mente. Así, al meditar delante de un símbolo como la Flor de la Vida o al utilizar un Cubo de Metatron en prácticas de protección y elevación espiritual, estamos activando frecuencias que armonizan nuestra energía con los ritmos cósmicos.

Además de las prácticas meditativas, la presencia de la Geometría Sagrada en nuestro ambiente puede transformar completamente nuestra percepción y bienestar. Arquitecturas inspiradas en estos principios, por ejemplo, utilizan proporciones armónicas y formas geométricas específicas para crear espacios que favorecen el equilibrio y la elevación vibracional. La disposición de los muebles y objetos en un espacio puede ser ajustada para reflejar patrones geométricos como la Secuencia de Fibonacci o el Número Áureo, creando una sensación de fluidez y bienestar. Mandalas, fractales y patrones geométricos pueden ser aplicados en paredes, suelos o mismo en pequeños detalles decorativos para intensificar la energía del local.

Esta influencia de la Geometría Sagrada también se extiende a la forma como nos expresamos en el mundo. Vestirse con símbolos sagrados, cargar joyas y amuletos geométricos o hasta mismo utilizar patrones vibracionales en accesorios personales es una manera de mantener una sintonía constante con estas frecuencias elevadas. Muchos creen que estos símbolos no apenas protegen, sino también amplían la consciencia y facilitan conexiones espirituales más profundas.

Al incorporar la Geometría Sagrada en nuestra vida, estamos abriéndonos para un flujo continuo de equilibrio y expansión. Esta jornada de reconexión nos conduce a un estado de mayor sensibilidad y percepción de las fuerzas sutiles que nos cercan, permitiéndonos comprender nuestra interconexión con toda la creación.

Así, la armonía y la cura dejan de ser conceptos abstractos y se tornan experiencias vividas, reflejadas en cada elección consciente que hacemos. De esta forma, cocreamos una realidad donde lo sagrado no está separado del cotidiano, sino entrelazado a cada momento de nuestra existencia, transformando la manera como vemos e interactuamos con el mundo a nuestro alrededor.

Epílogo

¿Y ahora?

Has atravesado estas páginas como quien recorre un camino de revelaciones. Dejaste atrás dudas, absorbiste enseñanzas y, más que todo, experimentaste una nueva forma de percibirte a ti mismo y al universo. Pero que sepas: este no es un punto final. Es, en verdad, un portal para infinitas posibilidades.

El conocimiento que llegó hasta ti no puede ser almacenado como una mera lembranza o tratado como un concepto distante. Éste pulsa dentro de cada célula de tu cuerpo energético. Éste vibra en la sutileza de tus pensamientos. Éste se manifiesta en cada decisión que tomas de aquí en adelante.

Has comprendido que la cura no es un evento aislado, sino un flujo continuo. Que tu energía responde a cada intención, a cada palabra, a cada elección. Y, encima de todo, que tienes en tus manos el poder de transformar tu realidad—no por medio de esfuerzo, sino por la consciencia vibracional que ahora cargas.

Los Arcturianos, estos guías benevolentes, continuarán enviándote señales. Una sincronicidad inesperada. Un insight profundo en medio del silencio. Una sensación de pertenencia que crece a cada día. Ya no eres el mismo de cuando comenzaste esta lectura. Tu frecuencia cambió. Tu percepción se amplió.

¿Pero qué hacer con eso?

Aplica. Integra. Practica.

A cada respiración, recuérdate que tu energía es tu lenguaje más poderoso. Cultiva la armonía enseñada aquí, experimenta las técnicas, explora tu conexión espiritual. Permítete continuar expandiendo, pues la jornada del despertar no tiene fin—apenas nuevos comienzos.

Y cuando sientas que necesitas un recordatorio, una confirmación o un impulso, retorna a estas páginas. Ellas estarán aquí, vivas, esperando resonar con tu evolución.

No estás solo. Nunca lo estuviste.

El universo observa. Tu ser vibra. Y el camino continúa.

www.ingramcontent.com/pod-product-compliance
Lightning Source LLC
LaVergne TN
LVHW040043080526
838202LV00045B/3472
* 9 7 8 6 5 9 9 8 1 0 6 6 4 *